Mustapha SELLAMI
Samira ABDI

Terapêuticas para a polipose nasossinusal

Mustapha SELLAMI
Samira ABDI

Terapêuticas para a polipose nasossinusal

ScienciaScripts

Cover image: www.ingimage.com

This book is a translation from the original published under ISBN 978-613-8-41203-8.

Publisher:
Sciencia Scripts
is a trademark of
Dodo Books Indian Ocean Ltd. and OmniScriptum S.R.L publishing group

120 High Road, East Finchley, London, N2 9ED, United Kingdom
Str. Armeneasca 28/1, office 1, Chisinau MD-2012, Republic of Moldova, Europe
Managing Directors: Ieva Konstantinova, Victoria Ursu
info@omniscriptum.com

Printed at: see last page
ISBN: 978-620-8-39627-5

INTRODUÇÃO

A rinossinusite crónica com pólipos nasais (RSCwNP) é uma doença inflamatória crónica da mucosa que reveste as cavidades nasossinusais, cuja causa ainda não foi elucidada[1].

A RSCcPN está frequentemente associada à asma e a outras doenças respiratórias, como a fibrose quística, a discinesia ciliar primária e a intolerância à aspirina. [2-4]

A obstrução nasal e a perda do olfato podem ser incómodas, limitando as actividades diárias e perturbando o sono, reduzindo o bem-estar e a qualidade de vida (QdV)[5].

Os pólipos podem ser tratados através de ressecção cirúrgica ou de tratamento médico à base de corticosteróides. Este tratamento centra-se quer no problema inicial, quer na prevenção da recorrência dos pólipos.

Nenhuma técnica cirúrgica demonstrou ser superior no controlo da doença e na prevenção de recidivas, que são frequentes. Os corticosteróides sistémicos isolados podem reduzir a necessidade de cirurgia, mas os seus possíveis efeitos secundários limitam a sua utilização prolongada[6].

Os autores recomendam a utilização de um ciclo curto de corticosteróides orais seguido de uma terapêutica local prolongada com corticosteróides nestes doentes com RSCcPN se os sintomas forem graves e incómodos. [7,8]

Várias publicações estudaram a utilização de corticosteróides tópicos em doentes com RSCcPN, tendo demonstrado melhorias nos sintomas e no tamanho dos pólipos. 9] Da mesma forma, os corticosteróides em altas doses podem melhorar os sintomas associados aos pólipos nasais, o que os levou a descrever a terapia com corticosteróides sistémicos como polipectomia médica nestes doentes. [10,11]

REFERÊNCIAS

[1] Bachert C, Zhang L, Gevaert P. Opções de tratamento actuais e futuras para a rinossinusite crónica do adulto: Foco na polipose nasal. J Allergy Clin Immunol. 2015;136(6):1431–1440.

[2] Philpott CM, Erskine S, Hopkins C, et al. Prevalência de asma, sensibilidade à aspirina e alergia na rinossinusite crónica: dados do Estudo Nacional de Epidemiologia da Rinossinusite Crónica do Reino Unido. Respir Res. 2018;19(1):129.

[3] Khan A, Vandeplas G, Huynh TMT, et al. The Global Allergy and Asthma European Network (GALEN) rhinosinusitis cohort: a large European cross-sectional study of chronic rhinosinusitis patients with and without nasal polyps. Rhinology. 2018;57(1):32-42.

[4] Wu D, Bleier BS, Li L, et al. Fenótipos clínicos de pólipos nasais e asma comórbida com base na análise de agrupamento da história da doença. J Allergy Clin Immunol Pract. 2018;6(4):1297- 1305.e1.

[5] Soler ZM, Wittenberg E, Schlosser RJ, et al. Valores de utilidade do estado de saúde em pacientes submetidos a cirurgia endoscópica dos seios paranasais. Laryngoscope. 2011; 121(12):2672-2678.

[6] Fokkens WJ, Lund VJ, Mullol J, et al. EPOS 2012: Documento de posição europeia sobre rinossinusite e pólipos nasais 2012. Um resumo para otorrinolaringologistas. Rhinology. 2012;50(1):1-12.

[7] Benitez P, Alobid I, de Haro J, et al. Um curso curto de prednisona oral seguido de budesonida intranasal é um tratamento eficaz de pólipos nasais graves. Laryngoscope. 2006;116(5):770- 775.

[8] Hissaria P, Smith W, Wormald PJ, et al. Curso curto de corticosteróides sistémicos na polipose nasossinusal: um ensaio em dupla ocultação, aleatório, controlado por placebo com avaliação de medidas de resultados. J Allergy Clin Immunol. 2006;118(1):128-133.

[9] Joe SA, Thambi R, Huang J. Uma revisão sistemática da utilização de esteróides intranasais no tratamento da rinossinusite crónica. Otolaryngol Head Neck Surg. 2008;139(3):340-347.

[10] Head K, Chong LY, Hopkins C, Philpott C, Schilder AG, Burton MJ. Esteróides orais de curta duração como terapia adjuvante para rinossinusite

crônica. Cochrane Database Syst Rev. 2016;4:CD011992.

[11] Howard BE, Lal D. Terapia com esteróides orais na rinossinusite crónica com e sem polipose nasal. Curr Allergy Asthma Rep. 2013;13(2):236-243.

CAPÍTULO 1
OBJECTIVOS DO TRATAMENTO

A rinossinusite crónica com pólipos é uma doença inflamatória crónica das cavidades nasossinusais. O tratamento desta doença envolve uma combinação de terapias médicas e cirúrgicas com o objetivo de reduzir os sintomas, prevenir complicações e melhorar a qualidade de vida dos doentes.

1.1 Objectivos do tratamento médico

O tratamento médico da CRSwNP é frequentemente o primeiro recurso e pode incluir vários objectivos principais:

1.1.1 Redução da inflamação e estabilização das patologias associadas

Um dos principais objectivos do tratamento médico é reduzir a inflamação crónica da mucosa nasossinusal. Os corticosteróides intranasais são os tratamentos de primeira linha mais utilizados para este fim, devido à sua capacidade de reduzir a inflamação e o tamanho dos pólipos [1,2].

1.1.2 Melhoria dos sintomas

O tratamento médico tem por objetivo aliviar os sintomas incómodos, como a congestão nasal, a rinorreia, a perda de olfato e a dor facial. Os corticosteróides, por vezes combinados com descongestionantes, anti-histamínicos ou antibióticos em caso de infeção adicional, desempenham um papel fundamental no alívio sintomático [3].

1.1.3 Prevenir as recaídas

O tratamento médico também tem como objetivo prevenir a recorrência da RSCcPN após o desaparecimento dos sintomas iniciais. Isto envolve a utilização contínua de corticosteróides intranasais em doses baixas para manter a inflamação sob controlo e evitar o recrescimento dos pólipos [4,5].

1.1.4 Melhoria da qualidade de vida

Por último, o objetivo do tratamento médico é melhorar a qualidade de vida dos doentes, permitindo-lhes levar uma vida quotidiana livre dos constrangimentos dos sintomas crónicos da CRSWNP. A gestão eficaz dos sintomas contribui para melhorar o bem-estar geral [6].

1.2 Objectivos da cirurgia de tratamento

Quando o tratamento médico se revela insuficiente, pode ser necessário recorrer à cirurgia. Os objectivos do tratamento cirúrgico incluem

1.2.1 Remoção de pólipos e restabelecimento da ventilação sino-nasal

A cirurgia endoscópica endonasal é frequentemente efectuada para remover os pólipos e restaurar a ventilação e drenagem normais do seio. Este procedimento reduz a carga inflamatória e melhora significativamente os sintomas [7].

1.2.2 Melhoria do acesso ao tratamento médico

Após a cirurgia, o acesso aos seios nasais é melhorado, permitindo uma melhor penetração de medicamentos intranasais, como os corticosteróides. Isto facilita o controlo a longo prazo da inflamação e ajuda a prevenir recorrências [8].

1.2.3 Prevenção de complicações

A cirurgia também visa prevenir complicações graves associadas à RSCcPN, como infecções nasossinusais recorrentes, abcessos orbitais e, em casos extremos, complicações intracranianas. Ao remover os pólipos e melhorar a drenagem, a cirurgia reduz o risco de tais complicações [9].

1.2.4 Melhoria da função olfactiva

Outro objetivo importante da cirurgia é restaurar ou melhorar a função olfactiva. Embora tal não seja garantido em todos os casos, a remoção da obstrução causada pelos pólipos pode levar a uma melhor perceção do odor em alguns doentes [10].

Em conclusão, o tratamento da rinossinusite crónica com pólipos baseia-se numa abordagem multimodal que combina intervenções médicas e cirúrgicas. Os objectivos do tratamento médico são principalmente a redução da inflamação, a melhoria dos sintomas, a prevenção da recorrência e a melhoria da qualidade de vida. Além disso, a cirurgia é frequentemente necessária para remover os pólipos resistentes, restaurar a função nasossinusal, prevenir complicações e melhorar a função olfactiva. Ao integrar estas duas abordagens, podemos otimizar os resultados dos doentes com RSCcPN.

REFERÊNCIAS

[1] Fokkens WJ, Lund VJ, Hopkins C, et al. Documento de posição europeu sobre rinossinusite e pólipos nasais 2020. Rhinology. 2020;58(Suppl 29):1-464.
[2] Stevens WW, Schleimer RP, Kern RC. Rinossinusite crónica com pólipos nasais. J Allergy Clin Immunol Pract. 2016;4(4):565-572.
[3] Bachert C, Marple B, Schlosser RJ, Hopkins C, Schleimer RP, Peters AT. Rinossinusite crónica do adulto com pólipos nasais: foco nas opções de tratamento actuais e emergentes. J Allergy Clin Immunol. 2014;4(4):665-674.
[4] Desrosiers M, Evans GA, Keith PK, et al. Canadian clinical practice guidelines for acute and chronic rhinosinusitis. Allergy Asthma Clin Immunol. 2011;7(Suppl 1):S1-S38.
[5] Van Zele T, Gevaert P, Watelet JB, et al. Imunidade local e sistémica na rinossinusite crónica: uma revisão. Clin Exp Allergy. 2010;40(11):1632-1641.
[6] Hopkins C, Browne JP, Slack R, Lund V, Brown P. O sistema de estadiamento de Lund-Mackay para a rinossinusite crónica: como é utilizado e o que prevê? Otolaryngol Head Neck Surg. 2009;140(5):556-561.
[7] Kennedy DW. Factores de prognóstico, resultados e estadiamento na cirurgia do seio etmoidal. Laryngoscope. 2000;110(3 Pt 2 Suppl):17-21.
[8] Smith TL, Litvack JR, Hwang PH, et al. Determinantes dos resultados da cirurgia dos seios nasais: um estudo de coorte prospetivo multi-institucional. Otolaryngol Head Neck Surg. 2010;142(1):55-63.
[9] Rosenfeld RM, Piccirillo JF, Chandrasekhar SS, et al. Diretriz de prática clínica (atualização): sinusite em adultos. Otolaryngol Head Neck Surg. 2015;152(2 Suppl):S1-39.
[10] Hopkins C, Gillett S, Slack R, Lund VJ, Browne JP. Psychometric validity of the 22-item Sinonasal Outcome Test. Clin Otolaryngol. 2009;34(5):447-454

CAPÍTULO 2
TRATAMENTO MÉDICO

O tratamento da polipose nasossinusal é essencialmente médico, uma vez que a doença é heterogénea, com vários mecanismos que conduzem aos mesmos sinais clínicos. Baseia-se essencialmente em corticoterapia local prolongada, combinada com cursos curtos de corticoterapia geral. A terapêutica antibiótica pode ser utilizada em casos de superinfeção, uma vez que a maioria das outras opções de tratamento não provaram a sua eficácia.

2.1 Terapia com corticosteróides :

Atualmente, o único tratamento médico verdadeiramente eficaz para a PNS é a terapia com corticosteróides, cujas propriedades anti-inflamatórias estão bem estabelecidas. [1]

2.1.1 Mecanismo de ação dos corticosteróides :

- Ação dos corticosteróides na composição celular, sua ação intracelular e mediadores inflamatórios: A ação anti-inflamatória dos glucocorticóides é complexa, uma vez que actuam em numerosas células-alvo, provocando uma série de alterações nas células inflamatórias.

Depois de atravessarem facilmente a membrana citoplasmática, graças à sua elevada solubilidade em água, entram em contacto com o seu recetor citoplasmático específico. Este complexo recetor de glucocorticóides pode então migrar para o núcleo, onde tem uma elevada afinidade pelo ADN, ligando-se a sequências específicas de nucleótidos.

A expressão de certos genes é regulada pela modulação da síntese de certas proteínas, incluindo as envolvidas nas reacções bioquímicas que produzem mediadores inflamatórios. [2]

Os glucocorticóides bloqueiam a atividade da fosfolipase A2, através de uma proteína denominada lipocortina, que impede a interação entre o fosfolípido membranar e a fosfolipase A2, inibindo assim o ciclo de degradação do ácido araquidónico a montante e reduzindo a produção de ácido araquidónico e, por conseguinte, de prostaglandinas e leucotrienos.

A fosfolipase C, que é estimulada nas células efectoras alérgicas pelo complexo IgE-alergénio-recetor, levando à libertação de mediadores alérgicos, também é inibida. [1, 3]

A sua utilização conduz a um aumento do número de neutrófilos circulantes, a uma diminuição da produção de citocinas inflamatórias, como a IL-1 e o TNF-a11, e à indução da apoptose dos eosinófilos. [4]

- **Ação dos corticosteróides ao nível dos tecidos:** Actuam nas três fases da reação inflamatória [1, 5] :

— na fase vascular inicial, reduzem a vasodilatação e o extravasamento de fluidos;
— na fase celular, interrompem o processo autoperpetuante da inflamação, inibindo a libertação de enzimas proteolíticas, reduzindo a fagocitose e o afluxo de leucócitos;

— na fase de reparação, reduzem a proliferação dos fibroblastos e a síntese das proteínas da matriz extracelular.

Os glucocorticóides também afectam a resposta imunitária, inibindo o reconhecimento de antigénios, a ativação e multiplicação dos linfócitos, a produção de citocinas pró-inflamatórias, a fagocitose e a síntese de radicais livres de oxigénio. Por outro lado, estimulam a produção de anticorpos pelos linfócitos B. [4]

Todos os glucocorticóides têm efeitos endócrinos e metabólicos [1, 4] :
— mineralocorticóides (retenção de líquidos, fuga de potássio, hipertensão arterial);

— endócrinas (diabetogénicas, inibidoras do crescimento e osteoporóticas);

— amiotrófica ;

— um travão do eixo adrenocortical, com risco de insuficiência suprarrenal em caso de interrupção do tratamento ou de "ataque".

Por último, existem riscos de úlcera e perturbações neuropsicológicas que, juntamente com os efeitos endócrinos e metabólicos, tornam a sua utilização por vezes difícil.

2.1.2 Taxa e modo de administração :

Existem duas vias de administração (local e geral), mas o carácter crónico da PNS leva-nos a preferir a via local, a fim de reduzir o risco dos efeitos secundários acima referidos.

▶ **Pista geral :**

Os autores consideram que os cursos curtos de corticoterapia sistémica constituem uma verdadeira "polipectomia médica". [6]

A maioria dos autores utiliza a via oral [7, 8, 9], enquanto outros preferem a via intramuscular [10, 11], mas esta terapia sistémica com corticosteróides não pode ser administrada por via intramuscular. Os corticosteróides intravenosos e as injecções retardadas de corticosteróides devem ser evitados devido aos seus muitos efeitos secundários e complicações [12].

O tratamento contínuo já não é recomendado, e a maioria dos autores recomenda cursos curtos de tratamento. [7, 13-15]

Uma dose de 0,5 a 1 mg/kg/d durante 8 a 10 dias (1 mg/kg/d com prednisolona, ou 0,8 mg/kg/d com metilprednisolona), tomada uma vez por dia e de manhã durante o pequeno-almoço, de modo a não interferir com o ritmo circadiano do cortisol, combinada com uma cobertura antibiótica de largo espetro durante o mesmo período.

O problema da tolerância não se coloca com estes tratamentos de curta duração, que não requerem qualquer controlo especial ou procedimentos de redução gradual.

Por outro lado, a repetição destas curas pode colocar um problema de tolerância e de efeitos secundários; Serrano et al fixam o limite de quatro curas anuais com um intervalo de pelo menos três meses [7, 13, 14] e Dessi e Peynègre recomendam não ultrapassar três curas por ano [13, 16].

▶ **Utilização local :**

A terapêutica local com corticosteróides é o tratamento básico para a PNS. É utilizada como alternativa à terapêutica com corticosteróides gerais a longo prazo ou após cirurgia, como a polipectomia ou a etmoidectomia. [1, 17]

É o tratamento de referência, devido à sua baixa iatrogenia e eficácia relativa sobre os sintomas, reduzindo a obstrução nasal e a rinorreia em cerca de 50% [18, 19].

Atualmente, em França, apenas a budesonida e a beclometasona dispõem de autorização de introdução no mercado (Vidal, edição de 2002) para a rinite eosinofílica, geralmente na dose de duas pulverizações uma vez por dia por narina em adultos. No entanto, a eficácia de outras moléculas não parece ser posta em causa na literatura internacional, numa dose de 200 a 400 µg/d em uma ou duas tomas [5].

A terapêutica local com corticosteróides não parece ter efeito sobre o eixo hipotálamo-hipofisário ou sobre o crescimento nas doses habituais de uma só vez por dia. A posição mais adequada para a sua aplicação seria em decúbito dorsal, com a cabeça apoiada na borda da cama [20]. Outros recomendam a inclinação para a frente com a cabeça ligeiramente inclinada, ou mesmo a posição de oração muçulmana para alguns. A adesão ao tratamento continua a ser o principal obstáculo desta terapia. [21]

- **Irrigação nasal com soluções de corticosteróides:**

A utilização de irrigações tópicas com esteróides para o tratamento de pólipos nasais, num estudo de 12 semanas, demonstrou o seu valor na redução da necessidade de cirurgia nasossinusal, melhorando a anosmia e reduzindo o volume dos pólipos nasais, mas para além deste período a pressão ocular deve ser monitorizada para detetar sinais de glaucoma. [6, 20]

2.2 Terapia antibiótica :

Só pode ser utilizada como tratamento adjuvante à terapêutica com corticosteróides, na preparação para a cirurgia ou no pós-operatório como medida preventiva, e nos casos de sinusite bacteriana genuinamente associada como medida curativa. [22]

A escolha da classe de antibióticos a utilizar baseia-se mais frequentemente numa abordagem probabilística, privilegiando moléculas de largo espetro e boa distribuição local. Os antibióticos betalactâmicos, como a associação de amoxicilina e ácido clavulânico, ou a sinergistina (pristinamicina) em caso de alergia, são os mais frequentemente prescritos. [5]

Os ensaios de utilização prolongada de macrólidos, que têm efeitos anti-inflamatórios e imunomoduladores, não se revelaram eficazes, comparando grupos que receberam placebo com grupos que tomaram eritromicina ou roxitromicina. A doxiciclina, com as suas propriedades anti-inflamatórias e antibacterianas, também é utilizada, mas sem provas de eficácia. No entanto, o tratamento não cirúrgico de doentes com PNS continua a ser um desafio. [23-26]

Estudos demonstraram a eficácia das irrigações nasais com antibióticos, especialmente no prolongamento do intervalo entre episódios infecciosos, mas sem um elevado nível de prova, a utilização de soluções à base de Gentamicina causa múltiplos efeitos secundários, tornando a sua utilização desaconselhável. [6, 27, 28]

2.3 Anti-histamínicos :

A rinite alérgica subjacente claramente estabelecida pode também beneficiar do uso diário de anti-histamínicos de segunda geração não sedativos, particularmente para os espirros e a rinorreia. [6]

Os anti-histamínicos actuam bloqueando os receptores H1 da histamina, inibindo assim a degranulação dos mastócitos, basófilos e eosinófilos. [14]

2.4 Imunoestimulantes e imunomoduladores :

Podem por vezes reduzir a frequência e a extensão das superinfecções na PNS, especialmente no inverno.

Os produtos do tipo vacina (MRV, Bruschettini) já não são muito utilizados. A preferência recai sobre tratamentos mais recentes (Imocur, Ribomunyl e Biostin) que têm também uma ação anti-inflamatória. [5]

Alguns autores optaram pela imunoterapia, especialmente em doentes com polipose que foram submetidos a cirurgia, para evitar surtos de superinfecções virais e bacterianas associadas. [22]

2.5 Limpeza da cavidade nasal :

A lavagem com soro fisiológico melhora significativamente os sintomas rinossinusais na rinossinusite difusa, quer com soro fisiológico isotónico ou hipertónico. [29]

As soluções hipertónicas melhoram os sintomas nasossinusais em comparação com a irrigação nasal com soluções isotónicas. No entanto, não houve diferença na qualidade de vida específica da doença, para além da superioridade dos efeitos secundários menores com as soluções hipertónicas. [30]

2.6 Crenoterapia :

Só é concebível após polipectomia médica ou cirúrgica e em associação com terapia local com corticosteróides. O seu valor é ainda objeto de debate. As águas bicarbonatadas devem ser preferidas para as mucosas alérgicas congestivas e espasmódicas; as águas sulfurosas devem ser reservadas para as mucosas supuradas e atróficas, particularmente adequadas para a rinite infecciosa; as águas cloradas foram aprovadas para utilização no trato respiratório mais recentemente em França. [5, 22]

Gases térmicos, como o dióxido de carbono pelo seu efeito vasoconstritor com descongestionamento nasal e ação anti-séptica imediata [31]; o sulfureto de hidrogénio pela sua ação anti-séptica e trófica [32]; o rádon pelo seu papel na regulação da função circulatória actuando sobre os receptores simpáticos da mucosa nasal [31, 33].

2.7 Terapias dirigidas :

O tratamento convencional da RSC com pólipos baseia-se na terapia com corticosteróides combinada com procedimentos cirúrgicos como a polipectomia ou a etmoidectomia. Mas os corticosteróides oferecem apenas benefícios modestos e as recidivas pós-operatórias são comuns. Por isso, estão a ser ativamente procuradas terapias farmacológicas eficazes para a SFN. Os anticorpos monoclonais têm sido eficazes noutras doenças crónicas que envolvem inflamação eosinofílica, como a urticária crónica e a asma. Por conseguinte, os investigadores começaram a alargar o seu campo de ação e a estudar a eficácia destes medicamentos no tratamento da polipose nasal. Os anticorpos monoclonais em estudo são: Omalizumab (anti-IgE), Dupilumab (anti-IL-4 / IL-13), Reslizumab e Mepolizumab (ambos anti-IL-5), Benralizumab (anti-IL-5Ra) e Etokimab (anti-IL-33) que têm como alvo os principais actores fisiopatológicos da polipose nasal. O dupilumab acaba de completar ensaios de fase III na PNS com resultados positivos, enquanto o omalizumab, o mepolizumab e o benralizumab estão atualmente em ensaios de fase III para esta indicação. [34, 35]

Atualmente, apesar de não existirem produtos biológicos aprovados pela FDA para o tratamento da SFN, a investigação destacou as contribuições da IL-4, IL-5, IL-13 e IgE como mediadores da doença na patogénese da SFN [36].

O atual tratamento com corticosteróides aprovado pela FDA não proporciona um alívio significativo para muitos doentes, pelo que estes ensaios de fase III com anticorpos monoclonais sugerem uma nova e excitante opção de tratamento. [37, 38]

REFERÊNCIAS

[1] A. Coste, "Le traitement de la polypose nasosinusienne état de l'art", Ann Otolaryngol Chir Cervicofac, vol. 114, p. 17, 1997.

[2] P. Devillier, "[Pharmacology of glucocorticoids and ENT pathology]", Presse Medicale Paris Fr. 1983, vol. 30, nº 39-40 Pt 2, p. 59-69, Dez. 2001.

[3] D. M. Williams, "Clinical Pharmacology of Corticosteroids", Respir. Care, vol. 63, nº 6,
pp. 655-670, junho de 2018, doi: 10.4187/respcare.06314.

[4] A. M. Fernandes, F. C. P. Valera, and W. T. Anselmo-Lima, "Mecanismo de ação dos glicocorticóides na polipose nasal", Braz. J. Otorhinolaryngol, vol. 74, nº 2, pp. 279-283, março de 2008, doi: 10.1016/S1808-8694(15)31101-0.

[5] P. Dessi e F. Facon, "Nasosinus polyposis in adults", Encycl Méd Chir Oto- rhino-laryngologie, p. 16, 2003.

[6] Hamilos DL. "Chronic rhinosinusitis: Epidemiology and medical management", J. Allergy Clin. Immunol. vol. 128, nº 4, pp. 693-707, Oct 2011, doi: 10.1016/j.jaci.2011.08.004.

[7] SERRANO E, PERCODANI J, "Corticothérapie et polypose nasosinusienne", J Fr Oto- Rhino-Laryngol, nº 44, p. 141-5, 1995.

[8] SERRANO E, PESSEY J, LACOMME Y, " Traitement médical de la polypose nasosinusienne ", Revue de Laryngologie, nº 110, p. 81-7, 1989.

[9] V. J. Lund, "Diagnosis and treatment of nasal polyps", BMJ, vol. 311, nº 7017, p. 1411-1414, Nov. 1995.

[10] T. Lildholdt, J. Fogstrup, N. Gammelgaard, B. Kortholm, and C. Ulsoe, "Surgical versus medical treatment of nasal polyps", Ata Otolaryngol (Stockh.), vol. 105, nº 1-2, pp. 140-143, Feb 1988, doi: 10.3109/00016488809119457.

[11] J. Rimmer, W. Fokkens, L. Y. Chong e C. Hopkins, "Surgical versus medical interventions for chronic rhinosinusitis with nasal polyps", Cochrane Database Syst. Rev. dec. 2014, doi: 10.1002/14651858.CD006991.pub2.

[12] R. G. Slavin, "Nasal polyps and sinusitis", JAMA, vol. 278, nº 22, p. 1849-1854, Dez. 1997.

[13] DESSI P, EPRON J, TRIGLIA J, CANNONI M., "La corticothérapie orale dans le traitement de la polypose naso-sinusienne", Rev Soc Fr ORL, 1993.

[14] SERRANO E, PERCODANI J, PESSEY J., " Polypose nasosinusienne : traitement médical ", Cahiers d'ORL, nº 30, p. 505-9, 1995.

[15] J. J. Braun, F. Haas, e C. Conraux, " La polypose nasosinusienne: epidémiologie et clinique sur 350 cas traitements et résultats avec un recul supérieur à 5 and sur 93 cas ", in Annales d'oto-laryngologie et de chirurgie cervico-faciale, 1992, vol. 109, p. 189-199.
[16] PEYNÈGRE R, COSTE A, " Polypose nasosinusienne ", Encycl Méd Chir Oto-Rhino- Laryngol, nº A-10, p. 20-395, 1994.
[17] L. Badia e V. Lund, "Topical corticosteroids in nasal polyposis", Drugs, vol. 61, nº 5, pp. 573-578, 2001, doi: 10.2165/00003495-200161050-00003.
[18] R. Jankowski et al, "Efficacy and tolerability of budesonide aqueous nasal spray treatment in patients with nasal polyps", Arch. Otolaryngol. Head Neck Surg, vol. 127, nº 4,
pp. 447-452, abril de 2001.
[19] N. Mygind, "Advances in the medical treatment of nasal polyps", Allergy, vol. 54 Suppl 53, pp. 12-16, 1999.
[20] R. Kayarkar, N. J. Clifton, e T. J. Woolford, "An evaluation of the best head position for instillation of steroid nose drops", Clin. Otolaryngol. Allied Sci. 27, nº 1, p. 18-21, Feb. 2002.
[21] V. J. Lund, J. Flood, A. P. Sykes, e D. H. Richards, "Effect of Fluticasone in Severe Polyposis," Arch. Otolaryngol. Neck Surg, vol. 124, nº 5, pp. 513-518, maio de 1998, doi: 10.1001/archotol.124.5.513.
[22] Peynegre, Freche, Fontanel, polipose nasossinusal. Société Française d'Oto-rhino- laryngologie et de Chirurgie de la Face et du Cou, 2000.
[23] S. M. Ragab, V. J. Lund, and G. Scadding, "Evaluation of the medical and surgical treatment of chronic rhinosinusitis: a prospective, randomised, controlled trial", The Laryngoscope, vol. 114, nº 5, pp. 923-930, May 2004, doi: 10.1097/00005537-200405000-00027.
[24] B. Wallwork, W. Coman, A. Mackay-Sim, L. Greiff, and A. Cervin, "A double-blind, randomized, placebo-controlled trial of macrolide in the treatment of chronic rhinosinusitis", The Laryngoscope, vol. 116, nº 2, p. 189-193, Feb. 2006, doi: 10.1097/01.mlg.0000191560.53555.08.
[25] A. Cervin e B. Wallwork, "Efficacy and safety of long-term antibiotics (macrolides) for the treatment of chronic rhinosinusitis", Curr. Allergy Asthma Rep, vol. 14, nº 3, p. 416, março de 2014, doi: 10.1007/s11882-013-0416-2.
[26] A. K. Parasher et al, "O papel da doxiciclina no tratamento da rinossinusite crónica com pólipos nasais", Am. J. Otolaryngol, vol. 40, nº 4, pp. 467-472, agosto de 2019, doi: 10.1016/j.amjoto.2019.03.004.
[27] M. Lim, M. J. Citardi, e J.-L. Leong, "Topical antimicrobials in the

management of chronic rhinosinusitis: a systematic review," Am. J. Rhinol, vol. 22, nº 4, p. 381-389, agosto de 2008, doi: 10.2500/ajr.2008.22.3189.
[28] Z. M. Soler et al, "Antimicrobianos e rinossinusite crónica com ou sem polipose em adultos: uma revisão baseada em evidências com recomendações", Int. Forum Allergy Rhinol, vol. 3, nº 1, pp. 31-47, Jan 2013, doi: 10.1002/alr.21064.
[29] D. Rabago, A. Zgierska, M. Mundt, B. Barrett, J. Bobula, e R. Maberry, "Efficacy of daily hypertonic saline nasal irrigation among patients with sinusitis: a randomized controlled trial", J. Fam. Pract, vol. 51, nº 12, pp. 1049-1055, Dez. 2002.
[30] D. Kanjanawasee, K. Seresirikachorn, W. Chitsuthipakorn, e K. Snidvongs, "Hypertonic Saline Versus Isotonic Saline Nasal Irrigation: Systematic Review and Meta-analysis", Am. J. Rhinol. Allergy, vol. 32, nº 4, pp. 269-279, Jul 2018, doi: 10.1177/1945892418773566.
[31] F. C. Levenez JF, " La carbothérapie thermale en O.R.L. au MONT DORE:composition du gaz -soins thermaux- effets physiologiques ", Revue officielle de la société francaise O.R.L., nº 29, p. 67-69, 1995.
[32] Boulange Mi, " Les vertus des cures thermales ", Editions espaces, nº 34, 1999.
[33] Bezancon F, " Radon thermal inhalé ", Presse thermale et climatique, expansion scientifique francaise, nº 1, p. 1-26, 1990.
[34] A. Agarwal, D. Spath, D. A. Sherris, H. Kita e J. U. Ponikau, "Therapeutic Antibodies for Nasal Polyposis Treatment: Where Are We Headed?", Clin. Rev. Allergy Immunol, maio de 2019, doi: 10.1007/s12016-019-08734-z.
[35] P. Jandus, T. Harr, M. B. Soyka, e B. N. Landis, "[A eficácia do omalizumab no tratamento da rinossinusite crónica com pólipos nasais: uma discussão de 2 casos refractários]", Rev. Med. Suisse, vol. 15, nº 665, pp. 1748-1751, Out. 2019.
[36] A. G. Kartush, J. K. Schumacher, R. Shah, e M. O. Patadia, "Biologic Agents for the Treatment of Chronic Rhinosinusitis With Nasal Polyps," Am. J. Rhinol. Allergy, vol. 33, nº 2,
pp. 203-211, março de 2019, doi: 10.1177/1945892418814768.
[37] T. B. Casale, "Biologics and biomarkers for asthma, urticaria, and nasal polyposis", J. Allergy Clin. Immunol, vol. 139, nº 5, pp. 1411-1421, maio de 2017, doi: 10.1016/j.jaci.2017.03.006.

[38] L. Ren, N. Zhang, e C. Bachert, "Biológicos para o tratamento da rinossinusite crónica com pólipos nasais - estado da arte", World Allergy Organ. J., vol. 12, nº 8, p. 100050, agosto de 2019, doi: 10.1016/j.waojou.2019.100050.

CAPÍTULO 3
TRATAMENTO CIRÚRGICO

Na literatura internacional, a PNS é frequentemente resistente ao tratamento médico (Jankowski [1]; Bonfils [2]). Daí a importância de sensibilizar os médicos para as limitações do tratamento médico nesta patologia, para as complicações causadas pela terapêutica prolongada com corticosteróides e para a necessidade de indicar precocemente a cirurgia endoscópica nasossinusal.

O tratamento cirúrgico é adequado em caso de fracasso do tratamento médico ou em caso de recorrência. O seu objetivo não é curar a PNS, mas melhorar a ação da terapia local com corticosteróides e reduzir os sintomas clínicos.

As técnicas cirúrgicas para a polipose nasossinusal evoluíram consideravelmente.

3.1 Requisitos técnicos :

São essencialmente três [3]:

-Uma anatomia descritiva precisa e sistemática do etmoide através de uma tomografia computorizada. Este facto permite uma identificação pré-cirúrgica fiável dos pontos de referência endonasais que vão sendo progressivamente descobertos, o que conduz a um método operatório reprodutível. Esta técnica é atualmente uma prática corrente na rinologia moderna.

-Uma anestesia, que permite efetuar uma intervenção cirúrgica nas condições mais seguras e hemostáticas, que é geralmente geral.

Como cirurgia planeada, a cirurgia SNP requer uma preparação rigorosa para assegurar uma recuperação pós-operatória sem problemas. Isto inclui :

- Obter o consentimento informado do paciente, que é fielmente informado dos princípios, dos procedimentos cirúrgicos, das consequências previsíveis e mesmo dos riscos mínimos da operação.

- Consulta pré-anestésica, efectuada antes da operação. Tem por objetivo conhecer os antecedentes do paciente, fornecer informações complementares sobre as particularidades da cirurgia e da anestesia, equilibrar eventuais patologias pré-existentes (cardiovasculares, respiratórias, diabetes) e, por fim, solicitar exames complementares em função do estado do paciente.

3.2 Preparação médica :

No caso de doentes asmáticos, é marcada uma consulta pneumológica prévia à operação, com o objetivo de definir uma contraindicação cirúrgica num doente com asma instável [4]. A antibioticoterapia e a corticoterapia são administradas 24 horas antes da operação [5].

O tratamento com corticosteróides orais antes da cirurgia de PNS pode reduzir significativamente a duração da operação, mas não parece ter qualquer efeito sobre a intensidade da hemorragia, medida pela perda de sangue intra-operatória. [6]

De acordo com Serrano [7] e o seu grupo de trabalho, a terapêutica antibiótica pré-operatória não é sistemática:

- Se não houver sinais óbvios de infeção rinossinusal (sem evidência clínica, sem pus na cavidade nasal): não há necessidade de prescrever antibioterapia pré-operatória.

- No caso de sinais pré-existentes de infeção crónica do rinossinus: não é necessário prescrever antibioterapia pré-operatória.

- Em caso de infeção aguda do rinossinus com sinais gerais: recomenda-se a recolha de uma amostra bacteriológica, sempre que possível, e a prescrição de um antibiótico.

- Em certos casos especiais (fibrose quística, imunodepressão, valvulopatia): a atitude será ditada pelas recomendações em vigor nestas diferentes situações clínicas.

3.3 Anestesia e preparação do doente :

A cirurgia é efectuada sob anestesia geral, com intubação orotraqueal, de preferência com um tubo armado. É necessário um tamponamento faríngeo posterior ou um tamponamento orofaríngeo para evitar a inundação broncopulmonar. Se não houver contra-indicações, aplica-se "hipotensão controlada", ou melhor ainda, normotensão estável durante toda a operação. [8]

O doente é colocado em posição supina, com os braços ao lado do corpo, numa posição de ligeira propensão para reduzir a pressão venosa e, consequentemente, a hemorragia. O cirurgião é posicionado à direita do doente, ao nível do pescoço, independentemente do lado que está a ser operado. A cabeça do doente é ligeiramente fletida e virada 30° na direção do cirurgião. O campo operatório deixa a pirâmide nasal e os olhos desimpedidos, para que os sinais de efração orbital possam ser detectados a qualquer momento. [4]

A analgesia não dispensa a necessidade de uma preparação local meticulosa, que ajuda muito a reduzir a hemorragia intra-operatória. Esta preparação consiste numa primeira pulverização com um spray de xilocaína com nafazolina, seguida de uma ligeira passagem de algodão impregnado com a mesma solução. Cerca de dez minutos depois, esta passagem é retirada e a cavidade nasal é esfregada sob controlo ótico. Os cotonóides são colocados ao nível das caudas dos cornos, ou mesmo do recesso esfeno-etmoidal, e ao longo dos cornos, ou mesmo dos meatos médio e inferior. Este tamponamento é deixado no local durante pelo menos um quarto de hora. A escola anglo-saxónica utiliza a cocaína para esta anestesia. [8]

Pode ser utilizada uma infiltração com xilocaína adrenalina a 1% por via submucosa e em pólipos completos para otimizar o tamponamento anterior e reduzir a hemorragia.

3.4 Material :

É constituído por um conjunto de ópticas associadas a uma cadeia de vídeo, proporcionando ao cirurgião um conforto cirúrgico ideal, com visualização remota a pedido num monitor e permitindo o registo intra-operatório, com instrumentação específica para cirurgia endoscópica endonasal. [5, 8, 9]

▶ **A cadeia vídeo-ótica inclui :**

- Endoscópios de 4 mm para visão panorâmica a 0°, 30°, 45° e 70°.
- Uma câmara Full HD de alta qualidade.
- Uma fonte de luz fria de xénon.
- Um ecrã de vídeo.
- Um sistema de arquivo digital.

▶ **O conjunto de instrumentos é composto por :**

Um tabuleiro endonasal constituído por :

- Um conjunto de aspirações com botões rectos e curvos da Wigand.
- Um conjunto de alicates finos e largos Blakesley de 0°, 45° e 90°.

- Um conjunto de alicates de corte de 0°, 45° e 90°.
- Alicate de maxilas retrógrado Ostrom-Terrier.
- Um alicate de pontas rebaixadas.
- Uma faca falciforme.
- Um elevador de striptease Cottle.
- Um par de tesouras Prades.
- Pinça Politzer.
- Alicate Citelli.
- Um par de cortadores de biscoitos em forma de cogumelo, rectos e inclinados para cima.
- Um conjunto de curetas angulares com bordos rombos.
- Um conjunto de cúpulas.
- Uma máquina de esfregar automática Dessi para a limpeza de ópticas no campo de operação.
- Pinça de coagulação bipolar Dessi.

_ **Material de estampagem :**

- Cirúrgico.
- Merocele.
- Tule gorduroso.

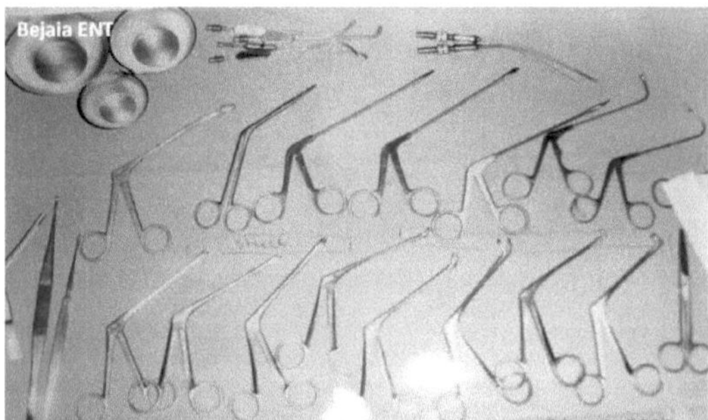

Figura 1: Conjunto de instrumentos para cirurgia endonasal.

▶ **Navegação cirúrgica assistida por computador:** [5, 10, 11]

A cirurgia da base do crânio e dos seios paranasais é muitas vezes delicada, devido à complexidade anatómica destas regiões, em particular da camada média da base do crânio, podendo surgir complicações graves. Para ajudar a evitar estas complicações, a cirurgia assistida por computador é uma nova tecnologia que pode ser aplicada à cirurgia endoscópica endonasal. Inicialmente desenvolvida por neurocirurgiões e radiologistas para a realização de biópsias estereotáxicas, está atualmente a dar grandes passos na cirurgia otorrinolaringológica. Baseia-se no controlo visual permanente dos instrumentos cirúrgicos durante a operação, sobreposto às imagens de TAC armazenadas no computador antes da operação. Esta visualização é possível graças a um sistema de câmaras optoelectrónicas, que localizam os instrumentos equipados com díodos infravermelhos. A utilização deste sistema de orientação ajudará o cirurgião a identificar estruturas anatómicas importantes, tornando a cirurgia mais segura, mais rápida e mais eficaz.

Além disso, este sistema permite identificar estruturas nobres e desenvolver novas técnicas cirúrgicas minimamente invasivas. No entanto, estes sistemas não devem, em caso algum, substituir a deteção visual, que continua a ser o princípio orientador destas operações e exige um conhecimento perfeito e preciso da anatomia.

Em suma, os sistemas de navegação assistida são operacionais, fiáveis e eficazes para a cirurgia endonasal e proporcionam uma ajuda apreciável para a etmoidectomia radical na polipose, particularmente na cirurgia de revisão.

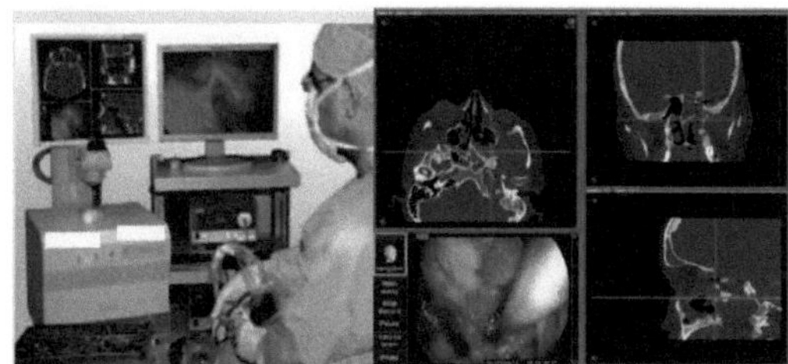

Figura 2: Navegação cirúrgica assistida por computador. [12]

▶ **A utilização do microdebridador:** [5, 10, 13, 14]

Foram desenvolvidas numerosas inovações com o objetivo de melhorar o conforto operacional do cirurgião e otimizar a segurança do procedimento cirúrgico. O microdebridador é uma dessas inovações, que ainda está a ser avaliada. O microdebridador tem a vantagem de oferecer uma multiplicidade de acções na cavidade nasal, graças às suas capacidades de fresagem, de seccionamento da mucosa e de aspiração, tornadas mais precisas e eficazes pelas lâminas amovíveis de diferentes ângulos e comprimentos.

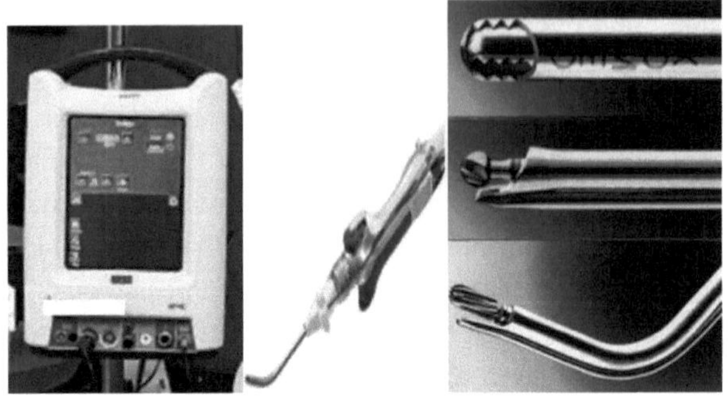

Figura 3: Microdebridador com peça de mão, lâminas e cortadores. [15]

▶ **A utilização de lasers:** [5, 10, 16]

Os lasers são utilizados em otorrinolaringologia há várias décadas, desde a sua primeira aparição na nossa área em 1976. Os lasers são utilizados nos seguintes casos:

- Polipose exuberante endonasal com recidiva após cirurgia.

- Tensão arterial elevada.
- Asma grave.
- Recusa cirúrgica por parte do doente.
- Idade do doente.
- Terapia agressiva e prolongada com corticosteróides.
- Tratamento anticoagulante.

As vantagens da utilização destes diferentes lasers (YAG duplo ou KTP 532, YAG de neodímio 1060, HOLMIUM 2100, DIODES 810) no tratamento da polipose nasal são

- Evitar todas as formas de terapia com corticosteróides.
- Compensar os fracassos cirúrgicos.
- Adiar ou mesmo evitar a cirurgia.

Trata-se, portanto, de um tratamento ambicioso, especialmente para a última indicação, mas seja qual for o laser ou o método utilizado, os problemas do olfato permanecem inalterados. Embora os lasers cirúrgicos tenham sido introduzidos há mais de 30 anos, a sua utilização e popularidade nas doenças do nariz e dos seios nasais é limitada. A cirurgia a laser para polipose nasossinusal é uma alternativa à cirurgia de revisão convencional se o tratamento médico falhou e a polipose recorrente está confinada a certas áreas[17]. Graças às suas excelentes capacidades de hemostase, grande manobrabilidade intra-nasal e modos de funcionamento flexíveis, o laser KTP é uma alternativa ideal para o tratamento de certos casos de polipose recorrente[18]. [18]

3.5 Técnicas de funcionamento :

3.5.1 Polipectomia: [10, 19, 20-23]

Há alguns anos atrás, era considerada a melhor técnica cirúrgica para a ressecção de pólipos, apesar da alta taxa de recidiva e repetição da cirurgia. Atualmente, alguns autores parecem estar a renovar o interesse por esta técnica, justificando-o com o facto de o principal objetivo da cirurgia ser permitir a penetração de corticosteróides na cavidade nasal, o que é facilmente conseguido pela polipectomia simples, com menos efeitos secundários, provavelmente devido a esta cirurgia minimamente invasiva, com ressecção limitada aos pólipos.

A polipectomia mínima pode ser suficiente para os doentes com polipose moderada que recidivaram após tratamento médico bem administrado, bem observado e prolongado e para os doentes com defeitos orgânicos que tornam difícil ou perigosa uma cirurgia alargada ao etmoide. A anestesia geral perigosa ou contra-indicada pode também justificar a polipectomia sob anestesia local ou anestesia local potenciada. Para ser eficaz, a polipectomia deve ser acompanhada de uma terapia local com corticosteróides e de uma monitorização a longo prazo. As polipectomias mínimas têm várias desvantagens: Não melhoram os sintomas de forma duradoura, destroem as relações anatómicas essenciais que permitem a realização segura de uma etmoidectomia endonasal quando chega a altura, podem levar a fibrose etmoidal e podem também descompensar a asma subjacente se não forem realizadas num ambiente suficientemente médico. Foram feitos progressos na instrumentação disponível para o cirurgião, sendo a principal vantagem do microdebridador a limpeza da cavidade operatória e a considerável poupança de tempo, graças à precisão da dissecção com um mínimo de incidentes. [24] O tratamento com laser apenas reduz o volume dos pólipos, sem efetuar efetivamente uma polipectomia. Pode ser útil em casos de recorrência refractários ao tratamento médico. [25]

3.5.2 Cirurgia endonasal funcional :

Esta técnica foi introduzida por Messerklinger e Wigand [26], depois promovida na Europa por Stammberger [27], e nos Estados Unidos por Kennedy [28]. Combina a polipectomia com a abertura e drenagem, dependendo da extensão das lesões, de toda uma parte do conteúdo etmoidal, bem como a abertura e drenagem, a pedido, de lesões nos seios frontal, maxilar e esfenoidal. De acordo com Stammberger, os vários passos cirúrgicos descritos abaixo não são necessariamente todos efectuados durante uma etmoidectomia funcional, mas resumem todos os procedimentos cirúrgicos possíveis. A descrição que se segue reflecte a técnica descrita por Stammberger no seu livro "Functional Endoscopic Sinus Surgery".

- Polipectomia :

Hoje em dia, é frequentemente o primeiro procedimento cirúrgico, necessário no início da operação para desbloquear as cavidades nasais e destacar pontos anatómicos importantes para a cirurgia endoscópica. O principal objetivo é identificar perfeitamente o corneto médio, cuja cabeça pode ser confundida com um pólipo ou uma bolha etmoidal proeminente. O corneto médio deve ser sempre preservado, pois é o ponto de referência fundamental, pelo menos no início da operação.

- Etmoidectomia: [4, 5, 10, 19, 29]

• Unciformectomia :

A unciformectomia vertical é a primeira fase da operação. Consiste em efetuar uma incisão na mucosa e no osso em frente do processo unciforme, utilizando uma foice, uma espátula ou um destacador afiado, depois de localizar a saliência lacrimal que fica à frente. A incisão é feita primeiro na parte vertical e depois desce em direção à parte horizontal do processo. O instrumento deve abrir o fundo da calha unciforme, cortando tanto a mucosa como o osso. A remoção com a pinça de Blakesley direita permite separar toda a estrutura da sua fixação superior, através de um movimento de torção suave dirigido para dentro e para fora.

O reconhecimento do unciforme nem sempre é fácil, podendo ser efectuado em boas condições através de uma simples palpação, que dá uma sensação de elasticidade. Se isso nem sempre o revelar, pode ser utilizado um gancho ou uma pinça com mandíbulas retrógradas para ressecar o unciforme de trás para a frente.

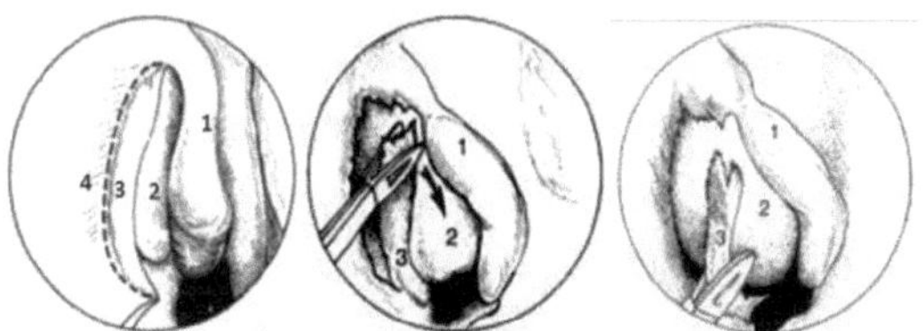

Figura 4: Unciformectomia. [5]

• **Meatotomia média :**

É efectuada de forma sistemática no início da operação e o orifício do meato médio é identificado por meios ópticos. Depois de verificar a posição do canal lacrimal com uma sucção de Wigand, o orifício meatal é alargado. Esta meatotomia pode ser efectuada de frente para trás, bem como de trás para a frente, permitindo assim identificar pela primeira vez a parede orbital. A melhor maneira de localizar o óstio é palpar ao longo da inserção do corno inferior com uma cureta curva, sem ir muito para cima, pois existe o risco de penetração orbitária por fratura da lâmina papirácea. O aparecimento de bolhas de ar garante a penetração no seio. A meatotomia média não é sistemática na cirurgia funcional de Stammberger e só é efectuada a pedido. Os limites da meatotomia são a lâmina palatina na parte posterior, o bordo superior do corneto inferior na parte inferior, a bolha etmoidal na parte superior e o ramo ascendente do maxilar na parte anterior.

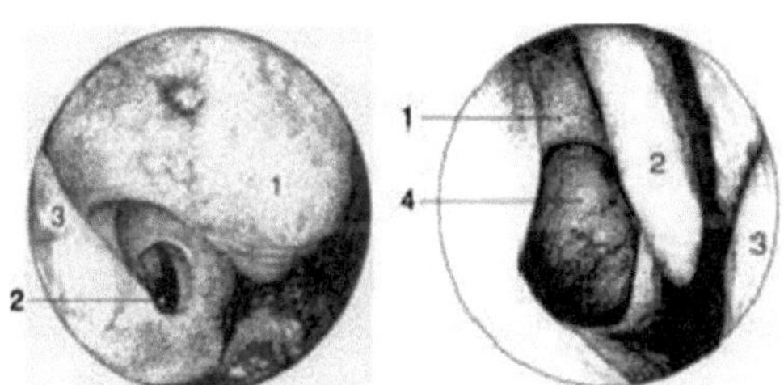

Figura 5: Meatotomia média. [5]

• **Etmoidectomia anterior (ressecção da bolha etmoidal):**

A parede anterior da bula é o primeiro ponto de referência visível após a unciformectomia. A bula é facilmente aberta por punção direta da sua superfície anterior, nas suas partes anteromedial e inferior.

A ressecção das paredes e depois da raiz da bula e a abertura da célula supra-bulbar conduzem ao teto etmoidal, de aspeto muito branco.

A este nível encontra-se a artéria etmoidal anterior, que atravessa o espaço etmoidal, quer num canal ósseo, quer por vezes num canal suportado por um meso ósseo, expondo-a a traumatismos cirúrgicos.

A procidência da parede orbitária pode expô-la a acidentes com penetração orbitária, se for confundida com uma bolha.

À frente da bula encontram-se os compartimentos meático e unciforme, que rodeiam o canal nasofrontal.

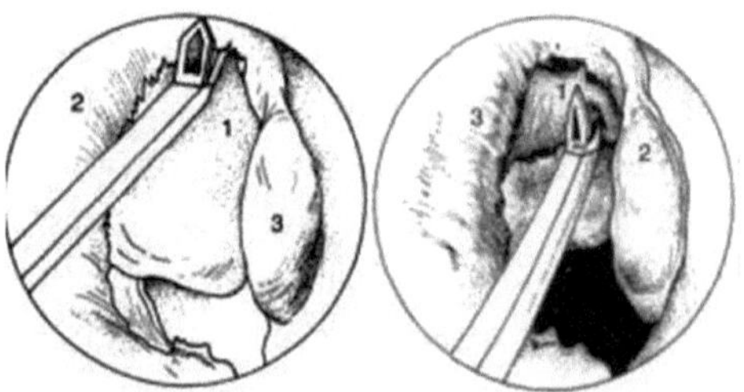

Figura 6: Etmoidectomia anterior. [5]

• **Infundibulotomia frontal :**

A técnica varia consoante a anatomia individual de cada doente. Em geral, é possível obter uma visão suficiente do seio frontal. Deve ser efectuada com uma ótica angulada, mas antes deve ser realizado um exame cuidadoso com uma ótica de 0°, 30°, 45° ou 70°. Consiste na abertura das células pré-bullares, incluindo as células unciformes e meáticas. Na maioria dos casos, é a célula meática anterior que dará origem ao canal nasofrontal e ao seio frontal. A remoção completa de todas as divisórias na estrela das calhas aumenta a abertura de drenagem do seio frontal, e a passagem de um aspirador de espuma através desta abertura é prova de uma boa abertura. Deve-se ter cuidado com a mucosa do canal nasofrontal para evitar uma má cicatrização, que pode levar a sinéquias, estenoses pós-operatórias e até mesmo mucoceles.

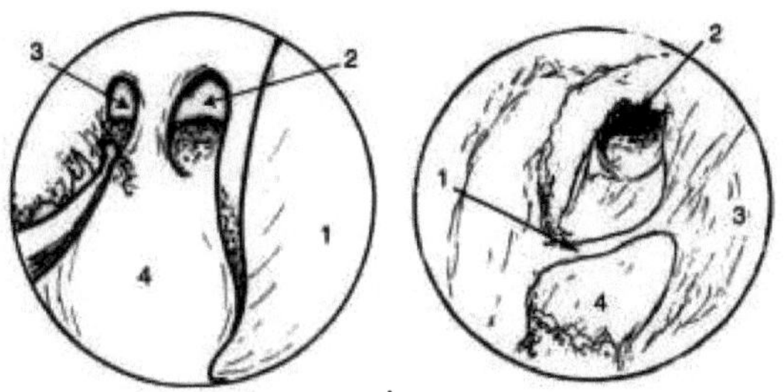

Figura 7: Infundibulotomia frontal. [5]

- **Etmoidectomia posterior :**

A raiz divisória do corneto médio separa o etmoide anterior do etmoide posterior. Forma o teto do meato médio posteriormente, abaixo da cauda do corneto médio, depois, imediatamente a seguir à área onde a bolha foi ressecada, curva-se e sobe verticalmente, assumindo gradualmente a sua forma caraterística em "S" para se inserir no teto do etmoide. Se for necessário explorar o etmoide posterior, é aconselhável abrir a raiz divisória na parte inferomedial do segmento vertical, logo abaixo da junção dos dois segmentos. O orifício assim criado é alargado, a pedido, com a ajuda de uma sucção romba para explorar o etmoide posterior. A extensão da ressecção etmoidal posterior depende da extensão das lesões.

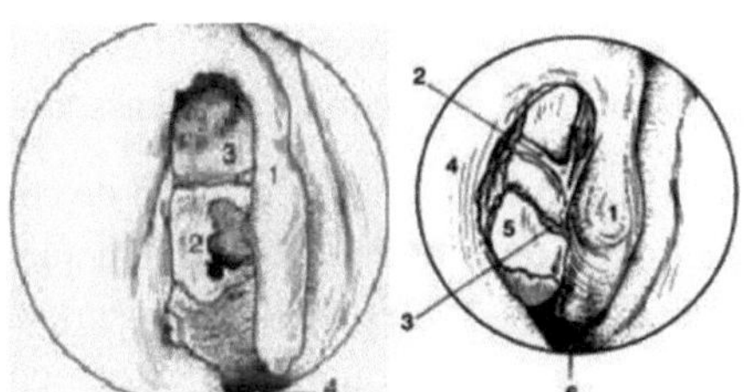

Figura 8: Etmoidectomia posterior. [5]

- **Esfenoidotomia :**

Quando é necessário explorar o esfenoide, este pode ser abordado de duas formas diferentes:

- Ou pela via transetmoidal, a penetração no seio é feita ao nível da parede anterior, acima e ao lado do óstio natural. A abordagem deve ser tão medial e tão baixa quanto possível. Antes da ressecção de qualquer septo intraesfenoidal, deve assegurar-se que este não está inserido nos canais carotídeos ou ópticos.

- Quer por via trans-nasal, que é recomendada quando se pretende uma abordagem isolada do esfenoide, quer quando a via trans-etmoidal é perigosa, pode tentar-se a penetração do esfenoide através do seu óstio natural.

3.5.3 Cirurgia endonasal radical ou nasalização :

A operação é uma etmoidectomia radical com o objetivo de exentrar completamente o labirinto etmoidal ósseo e mucoso, deixando apenas o teto etmoidal e a parede orbital interna (lâmina papirácea). Na polipose nasossinusal, a nasalização tende a dar melhores resultados do que a etmoidectomia funcional em termos de recorrência. A técnica de nasalização modificada oferece os mesmos resultados funcionais que a técnica tradicional, mas com uma redução significativa da taxa de complicações tardias[31]. [A técnica de nasalização descrita no início da década de 1990 consiste em uma esfenoetmoidectomia completa com meatotomia média, ressecção do corneto médio e dissecção meticulosa das células do canal nasofrontal, ressecando o máximo possível da mucosa etmoidal. Vários estudos têm demonstrado que este tipo de cirurgia radical está associado a menores taxas de recorrência e a melhores resultados em termos de sintomas, recuperação do olfato e controlo de qualquer asma associada. [32]

A ressecção do corneto médio continua a ser objeto de controvérsia: deve ou não ser ressecado? Vários estudos demonstram que a sua ressecção reduz as taxas de recorrência e melhora o olfato após a cirurgia[33]. [Esta técnica segue aproximadamente o mesmo esquema da etmoidectomia funcional, e compreende as seguintes etapas:

1. Unciformectomia.
2. A meatotomia média é realizada sistematicamente desde o início da operação, uma vez que fornece um guia fiável para identificar e dissecar a parte inferior da parede interna da órbita.
3. Dissecção subperiosteal do ramo ascendente da maxila.
4. Dissecção submucosa da parede orbital medial.
5. Identificação e dissecção submucosa do teto etmoidal.
6. Incisão etmoidal anterior e remoção do óstio frontal.

7. Ressecção do corneto médio, de preferência com uma tesoura curvada para baixo, começando abaixo da raiz de inserção lateral do corneto médio, progredindo da frente para trás, até à cauda do corneto médio.

8. Esfenoidotomia.

9. Sulco etmoidal posterior.

10. Dissecção da lâmina do corneto, que forma a parede lateral da fenda olfactiva, constituída pelo resto do corneto médio ressecado à frente e pelos cornetos superior e supremo atrás.

11. Revisão da cavidade.

Atualmente, está disponível uma técnica de nasalização modificada. A principal diferença entre as duas técnicas em termos de benefícios (nasalização tradicional e nasalização modificada) reside principalmente na menor taxa de complicações pós-operatórias obtida com a técnica modificada. Outra vantagem potencial da técnica modificada em relação à nasalização tradicional pode ser a preservação do corneto médio como um marco cirúrgico importante para possíveis reintervenções subsequentes. Em procedimentos mais conservadores, o corneto médio é considerado um ponto de referência crucial para uma dissecção segura.

No entanto, a sua preservação pode ter algumas desvantagens. A exposição do recesso esfeno-etmoidal pode ser dificultada, tornando a dissecção muito mais difícil e impedindo a fácil identificação do óstio do seio esfenoidal. Além disso, a preservação do corneto médio não garante a sua integridade estrutural, pois pode facilmente tornar-se instável após ser manipulado e lateralizar-se, levando à estenose da cavidade da etmoidectomia. A sua preservação pode também tornar mais difícil a erradicação completa da mucosa etmoidal e levar a um aumento das taxas de recorrência. [33,34] Outra modificação da técnica tradicional é a realização da esfenoidotomia apenas quando edema grave ou pólipos são encontrados no óstio durante o procedimento. A principal desvantagem da técnica de nasalização modificada pode ser a maior duração do procedimento e a dissecção mais laboriosa e por vezes mais longa do recesso esfeno-etmoidal, que também deixa um ângulo morto atrás do corneto médio que pode conter pequenos tecidos polipóides residuais.

A cirurgia radical oferece a vantagem de uma baixa taxa de recorrência e de um melhor controlo a longo prazo. No entanto, a cirurgia radical acarreta um risco maior ou menor de complicações tardias, como a lateralização do corneto médio, mucoceles ou estenose do seio frontal. [10, 34]

3.6 Cuidados pós-operatórios:[3, 5, 30, 35]

Existem quatro objectivos para o tratamento pós-operatório:

- Limpar a cavidade nasal;
- Dirigir e promover a cura;
- Evitar infecções locais;
- Prevenir a recorrência da doença.

Consoante o autor, o tamponamento hemostático nasal é deixado no local durante 24 a 48 horas, embora outros não lambam as fossas nasais e prefiram que o doente acorde rapidamente. Após a remoção, é necessária uma higiene nasal durante um período de duas a três semanas. Esta higiene é efectuada através de simples lavagens com seringa de soro fisiológico (não é recomendada a adição de um produto mucolítico ou anti-sético ao soro fisiológico), ou sob a forma de aerossóis contendo corticóides locais.O acompanhamento regular, inicialmente através de controlos frequentes, permite tranquilizar o doente relativamente aos dois fenómenos bastante constantes observados no pós-operatório, ou seja, as cefaleias frontais, por vezes intensas, que desaparecem com o tratamento analgésico habitual à base de paracetamol, ou as crostas, geralmente pouco incómodas, mas que podem exigir manobras de extração local. A recolonização da mucosa é conseguida no prazo de três semanas, o que levanta a questão do reinício da corticoterapia endonasal, princípio aceite por todos os autores, mas em relação ao qual não há consenso quanto à data de início. Alguns autores recomendam a continuação da antibioterapia no pós-operatório durante 7 a 10 dias, ou mesmo duas semanas, mas estes estudos são apenas opiniões de especialistas. Se não houver sinais evidentes de infeção durante a operação, ou se não houver complicações infecciosas no pós-operatório, não se recomenda a utilização de antibióticos no pós-operatório. No caso de uma malha obstrutiva, se tiver sido iniciada uma terapia antibiótica, esta deve ser descontinuada após o procedimento de malha.

3.7 Complicações :

As complicações da etmoidectomia endonasal para polipose nasossinusal podem ocorrer mesmo em mãos experientes[10]. Uma revisão da literatura mostrou que estas complicações, mencionadas em numerosos artigos, são de facto muito raras (2,5 a 10%) e que as sequelas que provocam são excepcionais, mas por vezes dramáticas[36]. [No entanto, há que ter sempre presente o risco potencial de complicações importantes, mesmo que a melhoria das condições técnicas tenha permitido uma maior segurança. Os incidentes mais frequentes são as falsas vias de acesso à órbita e à fase anterior da base do crânio, bem como os acidentes hemorrágicos, que podem ser habitualmente reconhecidos no intra-operatório e reparados no mesmo momento[37]. [37] Tendo em conta estes riscos cirúrgicos e o carácter benigno desta polipose nasossinusal, a escolha da indicação deve ser sempre ponderada e claramente explicada ao doente.

3.7.1 Complicações intra-operatórias:[5, 10, 38]

► **Complicações hemorrágicas :**

- **Hemorragia das mucosas :**

É a quantidade de hemorragia que constitui uma complicação, uma vez que a hemorragia das mucosas é normal neste tipo de cirurgia. É essencial limitar o risco de hemorragia, adoptando uma série de medidas adequadas ao longo de todo o tratamento do doente:

- Durante a consulta pré-operatória, no caso de lesões altamente inflamatórias e/ou de superinfeção, deve ser iniciado um tratamento com antibióticos e corticóides nos dias anteriores à cirurgia.

- Na consulta pré-anestésica, é essencial diagnosticar problemas de tensão arterial e de hemostase, e mesmo regular ou interromper qualquer tratamento anticoagulante em curso.

- Durante o procedimento cirúrgico, o doente é colocado em posição de proclive e as fossas nasais são preparadas localmente com uma solução vasoconstritora.

- Em alguns casos, a mucosa pode sangrar abundantemente, pelo que é aconselhável fazer uma pausa, voltar a selar a cavidade nasal com a solução vasoconstritora e passar à outra cavidade nasal, ou esperar alguns minutos. Se persistir, é preferível interromper o procedimento a expor o doente a complicações mais graves.

- **Hemorragia arterial**:

Estão associadas à lesão da artéria esfenopalatina ou de um dos seus ramos divisores, ou mais raramente à lesão das artérias etmoidais. [26, 39]

- **Lesão da artéria esfenopalatina:** ocorre após a ampliação posterior da meatotomia média ou ressecção do corneto médio. Pode ser prevenida através da secção do corneto médio com uma tesoura em vez de utilizar uma pinça e limitando o número de operações posteriores à meatotomia média. Pode ser verificada com uma pinça de endoscopia bipolar.

- **Envolvimento das artérias etmoidais:** na maioria das vezes, é a artéria etmoidal anterior que é afetada em caso de deiscência do seu canal, durante a etmoidectomia anterior, o que pode ser evitado através de uma dissecção cuidadosa da célula supra-bullar. [40]

A hemorragia cessará após tamponamento com um cotonete embebido em adrenalina ou por coagulação bipolar endoscópica, tendo em conta a possibilidade de aparecimento de exoftalmia indicando um hematoma retro bulbar devido à retração da artéria para a órbita.

- **Lesão da artéria carótida interna:** felizmente, trata-se de uma situação excecional. A lesão desta artéria provoca uma hemorragia cataclísmica, que pode ser observada durante a esfenoidotomia, quer por lesão da artéria no seu canal, quer por lesão do seio cavernoso.

A sua prevenção requer um estudo cuidadoso da tomografia computorizada pré-operatória antes de iniciar a esfenoidotomia e a abstenção de qualquer procedimento cirúrgico na parede lateral do seio esfenoidal.

O desfecho é geralmente fatal e, em caso de desfecho fatal, é aplicado tamponamento, com enchimento, para compensar a perda sanguínea do doente, e este é rapidamente encaminhado para um serviço de neurorradiologia de intervenção para colocação de um balão intra-arterial. [41-43]

▶ **Complicações orbitais:** [44-50]

- **Efração da parede orbital interna :**

Ocorrendo na altura da etmoidectomia anterior, a invasão da lâmina papirácea não tem, normalmente, qualquer consequência se for notada imediatamente.

Caso contrário, existe o risco de a periorbite se abrir e formar um hematoma periorbitário extenso ou mesmo retro-orbitário, bem como de danificar os músculos oculomotores e mesmo o nervo ótico.

O doente deve ser retirado da cama e tratado com doses elevadas de corticosteróides e diuréticos. Se não houver uma melhoria rápida, é necessária uma descompressão cirúrgica. Pode ser prevenida através do estudo das imagens de scanner antes da operação e da monitorização intra-operatória dos globos oculares, enquanto os introduzimos no campo operatório.

- **Diplopia :**

Os músculos oculomotores, o rectus medialis e o obliquus magnus, estão intimamente ligados à parede interna da órbita.

- O envolvimento do músculo reto medial, inervado pelo nervo motor ocular comum, resulta em diplopia horizontal, com divergência do olho afetado e paralisia da adução ocular.

- A lesão do músculo oblíquo longo, que é inervado pelo nervo patético, resulta em diplopia vertical, que piora quando o doente olha para baixo em direção ao lado saudável.

- **Enfisema :**

Aparece quando o doente assoa o nariz. Só é palpebral no caso de uma simples rotura extraperiosteal. Pode ser orbital quando existe uma efração do perióstEo. Em geral, o enfisema resolve-se em poucos dias sem sequelas.

- **Lesão do nervo ótico:**

Trata-se de um dos acidentes mais graves. Para o evitar, o trajeto deve ser claramente identificado na TAC e a parede lateral das células etmoidais posteriores deve ser dissecada com cuidado e delicadeza. Em caso de lesão, o prognóstico é reservado e o aconselhamento oftalmológico é urgente.

▸ **Complicações lacrimais:** [51-54]

A lesão do ducto lacrimal pode ocorrer quando a meatotomia média é efectuada de trás para a frente, utilizando fórceps com mandíbulas retrógradas. Essa lesão geralmente requer uma dacriocistorrinostomia endonasal.

▸ **Complicações cerebro-meningeais:** [55-60]

Quando são detectados durante a operação, não têm o carácter terrível de uma negligência craniana revelada secundariamente por uma complicação. A intrusão do meridiano dural com liquorreia cerebrospinal é classificada como um incidente grave.

A rinorreia cerebrospinal ocorre no intra-operatório, sob a forma de um fluxo claro e pulsátil de líquido do teto do etmoide ou da lâmina cribriforme. Em caso de dúvida, a posição de Trendelenburg e a compressão das veias jugulares ajudam a visualizar a fuga, aumentando a pressão intracraniana.

A prevenção destas falsas vias requer uma análise cuidadosa das imagens de TC pré-operatórias, procurando variações de altura entre as diferentes células e detectando qualquer deiscência do teto. Intra-operatoriamente, o teto pode ser reconhecido pelo seu aspeto branco nacarado, em boas condições operatórias; caso contrário, é mais sensato interromper a operação em caso de hemorragia não metrificável. No caso de uma fuga de LCR, a reparação é imperativa e imediata no mesmo tempo cirúrgico, utilizando uma abordagem endoscópica. Existem várias técnicas disponíveis, utilizando retalhos septais, cornetos com a sua mucosa, fáscia temporal ou fáscia lata, materiais sintéticos, com aplicação de cola biológica, e a chamada técnica multicamada parece dar bons resultados.

3.7.2 **Complicações tardias**: [5, 10, 38]

▶ **Sinequias:** [61-63]

São as complicações tardias mais frequentes. Podem surgir entre o corneto médio e a parede lateral, dificultando o acesso da corticoterapia local à cavidade da etmoidectomia e a drenagem das cavidades sinusais; entre o corneto médio e o septo nasal, podendo levar à anosmia, o que é evitado com talas de silastic; entre o corneto inferior e o septo nasal, podendo levar à obstrução nasal. Podem ser prevenidas no intra-operatório através da correção dos desvios septais e da colocação de uma lâmina de silastic em caso de lesão da mucosa. No pós-operatório, através de cuidados baseados em lavagens abundantes com soluções salinas e soluções de corticosteróides locais, com controlos endoscópicos regulares, podendo ser ressecadas por via endonasal se se tornarem obstrutivas ou interferirem com o controlo da cavidade.

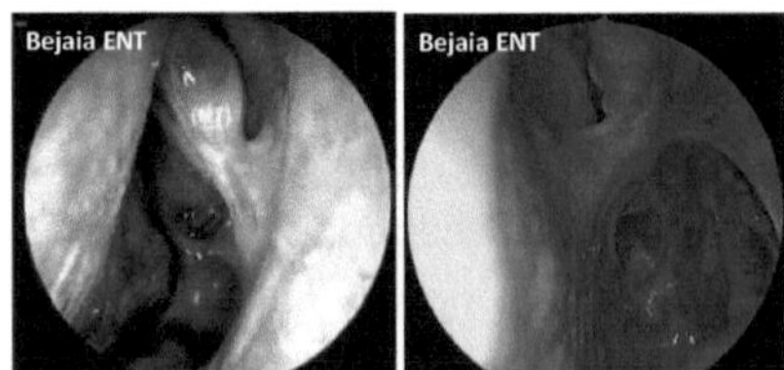

Figura 34: Visão endoscópica de sinéquias do corneto médio após etmoidectomia.

▶ **Mucoceles:** [64]

Podem ocorrer vários anos após a cirurgia e estão ligadas ao génio evolutivo da doença dos pólipos. A localização destas mucoceles é mais frequentemente etmoidal ou etmoidofrontal, o que as torna perfeitamente acessíveis a uma simples marsupialização por endoscopia endonasal, associada a uma cirurgia de revisão da polipose.

▶ **Estenose do canal nasofrontal:** [65-69]

O seu tratamento cirúrgico é extremamente difícil e o risco de recorrência é elevado. A sua prevenção exige um respeito estrito pela mucosa do recesso frontal. Estão disponíveis vários procedimentos de repermeabilização, desde um simples procedimento endoscópico no recesso frontal até à exclusão do seio frontal, através dos vários procedimentos de Draf.

▶ **Perfurações septais :**

São principalmente secundárias à septoplastia e à mobilização do septo antes da etmoidectomia. Uma dissecção extra-mucosa cuidadosa e a utilização de uma lâmina de silastic reduzem a sua incidência.

REFERÊNCIAS

[1] R. Jankowski and C. Bodino, "Evolution of symptoms associated to nasal polyposis following oral steroid treatment and nasalization of the ethmoid--radical ethmoidectomy is functional surgery for NPS", Rhinology, vol. 41, no. 4, pp. 211-219, Dez. 2003.
[2] J.-M. Norès, C. Mutschler, D. Malinvaud, P. Halimi, e P. Bonfils, "Traitement médical de la polypose naso-sinusienne: Effet sur la densité minérale osseuse", Presse Médicale, vol. 34, no 14, p. 1001-1004, agosto de 2005, doi: 10.1016/S0755-4982(05)84099-0.
[3] D. Stoll, T. Dumon, e O. De Monredon, "Traitement chirurgical de la polypose naso- sinusienne", Rev. Fr. Allergol. Immunol. Clin, vol. 38, no. 7, pp. 647-651, 1998, doi: 10.1016/S0335-7457(98)80130-5.
[4] P. Dessi e F. Facon, "Nasosinus polyposis in adults", Encycl Méd Chir Oto- rhino-laryngologie, p. 16, 2003.
[5] klossek J-M, Serrano E, Dessi P, Fontanel J-P, "Chirurgie endonasale sous guidage endoscopique", 3ª edição, Masson, 2004.
[6] J. Giordano, J. Darras, D. Chevalier, e G. Mortuaire, "Corticothérapie préopératoire et polypose naso-sinusienne", Ann. Otolaryngol. Chir. Cervico-Faciale, vol. 126, no. 3, p. 120-124, junho de 2009, doi: 10.1016/j.aorl.2009.03.005.
[7] Serrano E, Klossek JM, Peynegre R, Contencin P, Sterkers O, Barry B et al, "Les thérapeutiques périopératoires en chirurgie endonasale", Recomm. Pour Prat. Clin, Out. 2001.
[8] Herman P, Sauvaget E, Kacimi El hassani Z, Kania R, Hervé S e Tran Ba Huy P., "Chirurgie de l'éthmoïde et du sphénoïde", Encycl Méd Chir (Editions scientifiques et médicales), pp. 46-150, 2002.
[9] F. Facon e P. Dessi, "Chirurgie endonasale micro-invasive : apport de l'endoscopie en chirurgie maxillo-faciale", Rev. Stomatol. Chir. Maxillofac. vol. 106, no. 4, pp. 230-242, Sept. 2005, doi: 10.1016/S0035-1768(05)85852-8.
[10] Peynegre, Freche, Fontanel, polipose nasossinusal. Société Française d'Oto-rhino- laryngologie et de Chirurgie de la Face et du Cou, 2000.
[11] E. Masson, "Computer-assisted rhinosinus surgery", EM-Consulte. https://www.em-consulte.com/article/252267/article/la-chirurgie-rhinosinusienne-assistee-par-ordinate (acedido em 31 de agosto de 2019).

[12] B. Lombard, C. Boursier, e M. Mliha-Touati, "Computer-guided ENT

surgery", p. 6.
[13] C. Deloire, L. Brugel-Ribère, R. Peynègre, M. Rugina, A. Coste, e J.-F. Papon, "Polipectomia em microdebridador e corticoterapia corticothérapie locale ",/data/revues/0003438X/01240005/232/, março de 2008, Acedido: Sep 01, 2019. [Online]. Disponível em: https://www.em-consulte.com/en/article/131103.
[14] R. Singh, P. Hazarika, D. R. Nayak, R. Balakrishnan, N. Gangwar, e M. Hazarika, "A comparison of microdebrider assisted endoscopic sinus surgery and conventional endoscopic sinus surgery for nasal polypi," Indian J. Otolaryngol. Head Neck Surg. Off. Publ. Assoc. Otolaryngol. India, vol. 65, no. 3, pp. 193-196, Jul 2013, doi: 10.1007/s12070-011-0332-5.
[15] Medtronic, " Instrumentos electrocirúrgicosinstrumentos electrocirúrgicos da Medtronic ". https://www.medtronic.com/ca-fr/professionnels-de-la-sante/produits/oto-rhino- laryngology/powered-ent-instruments/instruments-d_orl-electrosurgical.html (acedido em 14 de novembro de 2019).
[16] H. L. Levine, "Endonasal laser surgery: an update", Otolaryngol. Clin. North Am. vol. 39, no. 3, pp. 493-501, viii, junho de 2006, doi: 10.1016/j.otc.2006.01.015.
[17] J. Ilgner, O. Emmerling, S. Biesterfeld, e M. Westhofen, "[Experiência clínica com cirurgia a laser de contacto de potência regulada para os seios paranasais e a base anterior do crânio]", Laryngorhinootologie, vol. 81, no. 5, pp. 346-350, maio de 2002, doi: 10.1055/s-2002-28345.
[18] H.-K. Wang, P.-C. Wang, Y.-H. Tsai, T.-C. Huang, e S.-Y. Hsu, "Procedimento de limpeza do seio maxilar com laser KTP assistido por endoscopia para polipose etmoidal recorrente", J. Clin. Laser Med. Surg, vol. 21, no. 2, pp. 93-98, Abr. 2003, doi: 10.1089/104454703765035510.
[19] R. Jankowski, Du dysfonctionnement naso-sinusien chronique au dysfonctionnement ostio-meatal. Paris: Société Française d'Oto-rhino-laryngologie et de Chrurgie de la Face et du Cou, 2006.
[20] "Pólipos nasais: ainda mais perguntas do que respostas. - PubMed - NCBI". https://www.ncbi.nlm.nih.gov/pubmed/12590849 (acessado em 08 de agosto de 2019).
[21] "Fatores prognósticos, resultados e estadiamento na cirurgia do seio etmoidal. - PubMed - NCBI." https://www.ncbi.nlm.nih.gov/pubmed/1453856 (acedido em 08 de agosto de 2019).
[22] M. Devars du Mayne, V. Prulière-Escabasse, F. Zerah-Lancner, A.

Coste, e J.-F. Papon, "Polypectomy compared with ethmoidectomy in the treatment of nasal polyposis," Arch. Otolaryngol. Head Neck Surg, vol. 137, no. 2, pp. 111-117, Fev. 2011, doi: 10.1001/archoto.2010.255.
[23] S. J. Kilty, A. Lasso, L. Mfuna-Endam e M. Y. Desrosiers, "Case-control study of endoscopic polypectomy in clinic (EPIC) versus endoscopic sinus surgery for chronic rhinosinusitis with polyps", Rhinology, vol. 56, n.º 2, pp. 155-157, junho de 2018, doi: 10.4193/Rhin17.115.
[24] D. A. Christmas, J. P. Mirante e E. Yanagisawa, "Twenty-four years of powered endoscopic nasal polypectomy", Ear. Nose. Throat J., vol. 95, no. 6, pp. 206-208, junho de 2016, doi: 10.1177/014556131609500601.
[25] P. P. Caffier, K. Neumann, H. Enzmann, C. Paschen, H. Scherer, e O. Göktas, "Endoscopic diode laser polypectomy and high-dose intranasal steroids in recurrent nasal polyposis", Am. J. Rhinol. Allergy, vol. 24, no. 2, pp. 143-149, Abr. 2010, doi: 10.2500/ajra.2010.24.3450.
[26] H. Stammberger, Functional Endoscopic Sinus Surgery: A técnica de Messerklinger. Philadelphia, Pa: Mosby Inc, 1991.
[27] H. R. Stammberger, D. W. Kennedy, e Anatomic Terminology Group, "Paranasal sinuses:anatomic terminology and nomenclature," Ann. Otol. Rhinol. Laryngol. Suppl. vol. 167, pp. 7-16, Out. 1995.
[28] D. W. Kennedy, S. J. Zinreich, A. E. Rosenbaum, e M. E. Johns, "Functional endoscopic sinus surgery. Teoria e avaliação diagnóstica", Arch. Otolaryngol. Chic. Ill 1960, vol. 111, nº 9, pp. 576-582, Sept. 1985, doi: 10.1001/archotol.1985.00800110054002.
[29] PRADES J.M., MARTIN. CH, " Etmoïdectomia endoscópica e S.N.P. : técnica, indicações, resultados ", JF O.R.L., no 43, p. 67-70, 1994.
[30] Jankowski R., "Nasalisation surgical technique", J Fr d'ORL, vol. 3, no 44, p. 221-226, 1995.
[31] "Resultados após a ressecção do corneto médio: revisitando um tópico controverso. - PubMed - NCBI." https://www.ncbi.nlm.nih.gov/pubmed/20232413 (acessado em 28 de agosto de 2019).
[32] "Sinusite alérgica por Aspergillus: uma forma de sinusite recentemente reconhecida. - PubMed - NCBI. https://www.ncbi.nlm.nih.gov/pubmed/6853933 (acedido em 28 de agosto de 2019).
[34] R. Jankowski, C. Rumeau, D. T. Nguyen, e P. Gallet, "Atualização da nasalização: Do conceito à técnica e aos resultados", Eur. Ann. Otorhinolaryngol. Head Neck Dis., vol. 135, no. 5, pp. 327-334, Oct. 2018,

doi: 10.1016/j.anorl.2018.05.006.
[35] A. Coste, "THE TREATMENT OF NASOSINUS POLYPOSIS State of the art", Ann Otolaryngol Chir Cervicofac, vol. 114, p. 17, 1997.
[36] SOULTANA RABIE, "Polipose nasossinusal: experiência do serviço de otorrinolaringologia do Hospital Moulay Ismail de Meknes (a propósito de 60 casos)", Universidade Sidi Mohammed ben Abdellah, FES, 2015.

[37] J.-P. Guichard, J. Franc, and P. Herman, "Complications of rhinosinus surgery",/data/revues/02210363/v92i11/S0221036311003805/, Dec 2011, Accessed: 13 de setembro de 2019. [Online]. Disponível em: https://www.em-consulte.com/en/article/678996.

[38] W. Hosemann e C. Draf, "Pontos de perigo, complicações e aspectos médico-legais na cirurgia endoscópica dos seios nasais", GMS Curr. Top. Otorhinolaryngol. Head Neck Surg, vol. 12, Dez. 2013, doi: 10.3205/cto000098.
[39] M. E. Wigand and W. G. Hosemann, "Results of endoscopic surgery of the paranasal sinuses and anterior skull base", J. Otolaryngol. vol. 20, no. 6, pp. 385-390, Dec. 1991.
[40] S. D. Schaefer, S. Manning, and L. G. Close, "Endoscopic paranasal sinus surgery: indications and considerations", The Laryngoscope, vol. 99, no. 1, pp. 1-5, Jan. 1989, doi: 10.1288/00005537-198901000-00001.
[41] D. W. Kennedy, S. J. Zinreich e M. H. Hassab, "The Internal Carotid Artery as it Relates to Endonasal Sphenoethmoidectomy:, Am. J. Rhinol, Abr. 2018, Acessado: 21 de setembro de 2019. [Online]. Disponible sur: https://journals.sagepub.com/doi/10.2500/105065890782020962.
[42] MedCrave, "ICA Injury in Sphenoid Sinus during Nasal Endoscopic Sinus Surgery-A Case Report," J. Otolaryngol.-ENT Res. vol. Volume 5, No Issue 2, Dez 2016, doi: 10.15406/joentr.2016.05.00133.
[43] J. A. Stankiewicz, A. H. Park, e J. M. Chow, "Lesão da artéria carótida interna durante a cirurgia do seio maxilar: A protocol for management," Oper. Tech. Otolaryngol.-Head Neck Surg, vol. 12, no. 1, pp. 25-27, março de 2001, doi: 10.1053/otot.2001.22200.
[44] G. Moulin et al, "Dehiscence of the lamina papyracea of the ethmoid bone: CT findings", Am. J. Neuroradiol, vol. 15, nº 1, p. 151-153, Jan. 1994.
[45] M. W. El-Anwar, A. O. Khazbak, D. B. Eldib e H. Y. Algazzar, "Posição da Lamina papyracea em pacientes com polipose nasal: A computed tomography analysis", Auris. Nasus. Larynx, vol. 45, no. 3, pp. 487-491, junho de 2018, doi: 10.1016/j.anl.2017.09.006.

[46] Y. Kitaguchi, Y. Takahashi, J. Mupas-Uy e H. Kakizaki, "Caraterísticas da deiscência da lâmina papirácea encontrada na tomografia computadorizada antes das cirurgias orbitais e endoscópicas endonasais", J. Craniofac. Surg, vol. 27, no. 7, pp. e662-e665, Oct. 2016, doi: 10.1097/SCS.0000000000003005.
[47] B. Galletti, F. Gazia, C. Galletti e F. Galletti, "Tratamento endoscópico de uma hérnia de gordura periorbital causada por solução espontânea de continuidade da lâmina papirácea", BMJ Case Rep, vol. 12, no. 4, Apr. 2019, doi: 10.1136/bcr-2019-229376.
[48] G. Açar, M. Büyükmumcu e t. Güler, "Análise baseada em tomografia computadorizada das variações da lâmina papirácea e morfologia da órbita em relação às abordagens cirúrgicas endoscópicas", Braz. J. Otorhinolaryngol, maio de 2018, doi: 10.1016/j.bjorl.2018.04.008.
[49] G. Huguet Llull, M. Mesalles Ruiz, e X. González Compta, "Dehiscence of the lamina papyracea of the ethmoid bone," Ata Otorrinolaringol. Esp, vol. 70, no. 3, pp. 183-184, junho de 2019, doi: 10.1016/j.otorri.2018.03.001.
[50] J. P. Corey, R. Bumsted, W. Panje e A. Namon, "Orbital complications in functional endoscopic sinus surgery," Otolaryngol--Head Neck Surg. Off. J. Am. Acad. Otolaryngol.-Head Neck Surg, vol. 109, no. 5, pp. 814-820, Nov. 1993, doi: 10.1177/019459989310900507.
[51] A. Imre et al, "Transecção do Ducto Nasolacrimal na Maxilectomia Medial Endoscópica: Implicações na Epífora", J. Craniofac. Surg. 26, no. 7, pp. e616-619, Oct. 2015, doi: 10.1097/SCS.0000000000002115.
[52] N. Sadeghi e A. Joshi, "Management of the nasolacrimal system during transnasal endoscopic medial maxillectomy", Am. J. Rhinol. Allergy, vol. 26, no. 2, pp. e85-88, Abr. 2012, doi: 10.2500/ajra.2012.26.3737.
[53] M. J. Ali, J. Murphy, P. J. Wormald e A. J. Psaltis, "Deiscência óssea do ducto nasolacrimal em cirurgia endoscópica funcional dos seios paranasais: estudo radiológico e discussão das implicações cirúrgicas", J. Laryngol. Otol. vol. 129 Suppl 3, pp. S35-40, Jul 2015, doi: 10.1017/S0022215115000778.
[54] N. A. Cohen, M. B. Antunes, e K. E. Morgenstern, "Prevention and management of lacrimal duct injury", Otolaryngol. Clin. North Am. 43, no. 4, pp. 781-788, agosto de 2010, doi: 10.1016/j.otc.2010.04.005.
[55] S. B. Levine, A. J. Gill, S. R. Levinson, e T. K. Coffey, "Diagnostic nasal endoscopy and functional endoscopic sinus surgery: an update and review of complications," Conn. Med, vol. 55, no. 10, pp. 574-576, out. 1991.

[56] P. H. Toffel, D. J. Aroesty, e R. H. Weinmann, "Secure endoscopic sinus surgery as an adjunct to functional nasal surgery," Arch. Otolaryngol. Head Neck Surg, vol. 115, no. 7, pp. 822-825, julho de 1989, doi: 10.1001/archotol.1989.01860310060023.
[57] M. Jakob, M. Bertlich, K. W. Eichhorn, M. Thudium, F. Bootz, e T. Send, "Reconstruction of the skull base in spontaneous rhinoliquorrhea", GMS Interdiscip. Plast. Reconstr. Surg. DGPW, vol. 8, p. Doc11, 2019, doi: 10.3205/iprs000137.

[58] A. N. Naumenko, S. S. Gaidukov, D. A. Gulyaev, O. I. Konoplev, I. I. Chernushevich, et al.G. P. Zakharova, "[Defeitos da base do crânio com plastia multicamadas em pacientes com fuga espontânea de líquido cefalorraquidiano: a nossa experiência]", Vestn. Otorinolaringol, vol. 84, no. 1, pp. 51-54, 2019, doi: 10.17116/otorino20198401151.

[59] C. S. Kim et al, "The Magnetic Resonance Imaging Appearance of Endoscopic Endonasal Skull Base Defect Reconstruction Using Free Mucosal Graft", World Neurosurg, vol. 126, pp. e165-e172, junho de 2019, doi: 10.1016/j.wneu.2019.02.010.
[60] J. A. Stankiewicz, D. Lal, M. Connor, e K. Welch, "Complications in endoscopic sinus surgery for chronic rhinosinusitis: a 25-year experience," The Laryngoscope, vol. 121, no. 12,
p. 2684-2701, Dez. 2011, doi: 10.1002/lary.21446.

[61] M. Re et al, "Complicações da cirurgia endonasal tradicional e da cirurgia microscópica dos seios nasais versus complicações da cirurgia endoscópica dos seios nasais: uma meta-análise", Eur. Arch. Oto-Rhino-Laryngol. Off. J. Eur. Fed. Otolaryngol. Soc. EUFOS Affil. Ger. Oto-Rhino-Laryngol. - Head Neck Surg. 269, no. 3, pp. 721-729, março de 2012, doi: 10.1007/s00405-011-1744-2.
[62] L. Castillo, H. P. Verschuur, G. Poissonnet, G. Vaille, e J. Santini, "Complications of endoscopically guided sinus surgery", Rhinology, vol. 34, no. 4, pp. 215-218, Dez. 1996.
[63] L. Rudmik et al, "Early postperative care following endoscopic sinus surgery: an evidence-based review with recommendations", Int. Forum Allergy Rhinol, vol. 1, no. 6, pp. 417-430, Dec. 2011, doi: 10.1002/alr.20072.
[64] K. Hssaine, B. Belhoucha, Y. Rochdi, H. Nouri, L. Aderdour, e A. Raji, " Les mucocèles naso-sinusiennes : à propos de 32 cas ", Rev. Stomatol. Chir. Maxillo-Faciale Chir. Orale, vol. 117, no. 1, pp. 11-14, Feb. 2016, doi:

10.1016/j.revsto.2015.11.006.
[65] H. Zheng, X. Y. Wang e Q. Ye, "[Aplicação da técnica de retalho mucoso na cirurgia do seio frontal Draf tipo Ilb/III]", Zhonghua Er Bi Yan Hou Tou Jing Wai Ke Za Zhi, vol. 54, no. 8, pp. 626-630, agosto de 2019, doi: 10.3760/cma.j.issn.1673-0860.2019.08.016.
[66] F. R. Fiorini, C. Nogueira, B. Verillaud, A. Sama e P. Herman, "Value of septoturbinal flap in the frontal sinus drill-out type IIb according to draf", The Laryngoscope, vol. 126, no. 11, pp. 2428-2432, 2016, doi: 10.1002/lary.25947.
[67] Z. R. Korban e R. R. Casiano, "Standard Endoscopic Approaches in Frontal Sinus Surgery: Technical Pearls and Approach Selection", Otolaryngol. Clin. North Am. 49, no. 4, pp. 989-1006, Aug. 2016, doi: 10.1016/j.otc.2016.03.022.
[68] J. A. Eloy, P. F. Svider, e M. Setzen, "Preventing and Managing Complications in Frontal Sinus Surgery," Otolaryngol. Clin. North Am. 49, no. 4, pp. 951-964, Aug. 2016, doi: 10.1016/j.otc.2016.03.019.
[69] X. Zhang et al, "Clinical Predictors of Frontal Ostium Restenosis After Draf 3 Procedure for Refractory Chronic Rhinosinusitis", Am. J. Rhinol. Allergy, vol. 32, no. 4, pp. 287-293, Jul. 2018, doi: 10.1177/1945892418773625.

CAPÍTULO 4
INDICAÇÕES TERAPÊUTICAS

Será definida uma estratégia terapêutica para cada doente que apresente um PNS, em função do desconforto sintomático, das repercussões socioprofissionais, dos antecedentes e dos tratamentos anteriores, do contexto e das associações mórbidas (asma, intolerância à aspirina, fibrose quística...), da extensão dos pólipos e do seu carácter superinfectado e, evidentemente, da escolha do doente, que continua a ser importante.

4.1 Tratamento médico: [1-5]

Antes de qualquer decisão de operar, e na ausência de contra-indicações terapêuticas, a terapia com corticosteróides é sempre indicada como tratamento de primeira linha para a PNS. Consiste num tratamento local contínuo a longo prazo, combinado com corticoterapia geral a curto prazo e antibioterapia em caso de superinfeção.

A evolução dos sintomas orientará a escolha entre o prolongamento ou a repetição do tratamento médico e a passagem à cirurgia.

- **Terapêutica geral com corticosteróides:** Prednisolona 1mg/kg/dia ou metilprednisolona 0,8mg/kg/dia durante 8 a 10 dias, tomada de manhã durante o pequeno-almoço para não interferir com o ritmo circadiano do cortisol. As curas não devem exceder duas ou três por ano, ou mesmo quatro para algumas pessoas.

A terapêutica com corticosteróides gerais também pode ser utilizada na preparação para a cirurgia, nos dias que antecedem a operação. Tem um efeito benéfico na redução da inflamação e do volume dos pólipos, o que, por sua vez, reduz a hemorragia intra-operatória.

A asma grave e instável pode ser uma boa indicação para um curso de corticosteróides sistémicos. Algumas pessoas utilizam-no no pós-operatório para melhorar a cicatrização, e deve ser reintroduzido no pós-operatório tardio em caso de recorrência.

- **Terapia local com corticosteróides:** Por pulverização de corticosteróides inalados duas vezes por dia, de manhã, em cada cavidade nasal (fluticasona 50 µg e budesonida 200 µg por dia).

É atualmente aceite que a terapia local com corticosteróides é o tratamento de referência e de primeira linha para a PNS. O seu objetivo é estabilizar a doença inflamatória da mucosa nasal, para reduzir ou prevenir a recorrência dos pólipos.

- **Terapia antibiótica:** Em caso de superinfeção, deve ser administrada uma combinação de amoxicilina e ácido clavulânico per os, numa dose de 1 g de manhã, ao meio-dia e à noite, durante 7 a 10 dias.

A utilização de antibioterapia local não se revelou eficaz, uma vez que o efeito anti-inflamatório pretendido não permite o tratamento deste tipo de patologia com antibioterapia local a longo prazo.

4.2 Agentes físicos :

- **Limpeza nasal:** A limpeza nasal com solução salina é uma recomendação empírica no tratamento da polipose nasal. Uma vez que as secreções nasais são ricas em mediadores pró-inflamatórios, a redução mecânica da sua quantidade melhora os fenómenos inflamatórios, bem como o encorajamento do doente a assoar o nariz, o que reduz as secreções nasais e o seu conteúdo. [1, 6]

Após a cirurgia endonasal, a lavagem com soro fisiológico tem um valor considerável na eliminação de coágulos e crostas que se formam após a cirurgia. [7, 8]

- **Curas termais:** As águas de clorobicarbonato são indicadas para as mucosas respiratórias hiper-reactivas e alérgicas, sendo a polipose nasal uma indicação clássica para as curas termais. Este tratamento desempenha um papel adjuvante em todos os tratamentos utilizados para a polipose nasal, quer sejam médicos ou cirúrgicos. [1, 9]

- **Laser :** O laser é utilizado por alguns para realizar uma polipectomia em polipose que não progrediu muito, a existência de contra-indicações para a anestesia geral ou um procedimento cirúrgico devido a predisposições anatómicas para complicações. [10]

A outra indicação para o tratamento com laser é a recorrência após etmoidectomia, como alternativa à cirurgia de revisão. [11, 12]

4.3 Tratamento cirúrgico: [1, 13]

É recomendada nos casos em que o tratamento médico falhou, em caso de recidiva, de complicações ou de episódios infecciosos recorrentes. O seu objetivo não é curar a PNS, mas permitir uma melhor eficácia da terapêutica local com corticosteróides, o que deve ser previamente explicado ao doente.

- **Indicações para a polipectomia:** [9, 14]

Regra geral, a polipectomia só é recomendada após o fracasso de um tratamento médico bem administrado, bem observado e prolongado.

A polipectomia mínima pode ser suficiente para a polipose moderada que recorre após a terapêutica com corticosteróides gerais e, em qualquer doente com defeitos orgânicos que tornem a anestesia geral difícil ou perigosa, a polipectomia sob anestesia local pode ser adequada. Para ser eficaz, a polipectomia deve ser acompanhada de uma terapia local com corticosteróides e de uma monitorização a longo prazo. Dessi [15] resume estas indicações, distinguindo dois tipos principais de indicações:

- Os ligados aos SPN, que consistem essencialmente em SPN com pouco desenvolvimento local, e SPN com desenvolvimento nasal significativo sem expressão sinusal na TC.

- Os ligados ao doente, cujo estado só permite uma operação limitada e breve, ou que apresenta uma diminuição significativa da acuidade visual, ou uma história de rupturas orbitais ou basocranianas que fazem da etmoidectomia uma operação delicada, à qual se deve acrescentar a escolha do doente, depois de ter conhecimento dos riscos de qualquer tipo de cirurgia de polipose.

- **Indicações para a etmoidectomia funcional:**[9, 16, 17]

A etmoidectomia funcional faz parte da FESS (Functional Endoscopic Sinus Surgery). O seu objetivo é realizar uma polipectomia, melhorar a ventilação das cavidades sinusais e restabelecer a drenagem mucociliar.

Em comparação com as técnicas trans-faciais, oferece melhores resultados, tempos de operação mais curtos, estadias hospitalares mais curtas e menos incidentes cirúrgicos.

É proposto aos doentes em função do grau de desconforto funcional e do número e frequência dos cursos de corticosteróides sistémicos.

Só deve ser proposta em caso de contraindicação para a utilização de corticosteróides ou em caso de utilização demasiado frequente de corticosteróides sistémicos, superior a três ou quatro ciclos por ano. Os doentes devem ser informados dos riscos deste tipo de tratamento, médico ou cirúrgico, antes de qualquer decisão terapêutica.

- **Indicações para etmoidectomia radical ou nasalização:**[3]

Os progressos da cirurgia endonasal validaram a eficácia duradoura da nasalização etmoidal nas queixas rinológicas dos pacientes. A raridade atual das suas complicações faz com que seja atualmente o principal tratamento para a polipose insuficientemente controlada pela terapia médica. [A operação consiste numa etmoidectomia radical com o objetivo de exentrar completamente o labirinto etmoidal ósseo e mucoso, deixando apenas o teto etmoidal e a parede interna da órbita. Os resultados pós-operatórios desta técnica cirúrgica são melhores do que os da etmoidectomia funcional e permitem um melhor controlo da doença a longo prazo, pelo que foi adoptada por vários autores, nomeadamente Frèche, Koubaa, Klossek, Dufour e Rombaux.

O tratamento de referência para a PNS continua a ser a corticoterapia local, embora tenha sido demonstrada a eficácia de um curso curto de corticosteróides sistémicos; é por isso que o tratamento cirúrgico deve ser uma vantagem em relação ao tratamento médico. [19] A nasalização permite restaurar um conforto nasal duradouro e de boa qualidade em doentes cujo desconforto funcional não é controlado por corticosteróides locais e pelo menos dois cursos curtos de corticosteróides sistémicos. [20]

Esta técnica tem a reputação de oferecer uma recuperação olfactiva duradoura, reflectindo a melhoria de outros sinais, equivalente a um curto curso de corticosteróides gerais com maior durabilidade [21]. Sua superioridade em relação à cirurgia funcional tem levado alguns autores a sugerir que ela não deve ser indicada se a queixa principal do paciente não for essencialmente olfatória [22]. [22] Comparando os resultados da etmoidectomia funcional com a nasalização, o conforto nasal e a melhora sintomática foram melhores após a nasalização aos 18 meses de pós-operatório [23]. A taxa de recidiva aos 5 anos de pós-operatório, com necessidade de reintervenção, foi de 4% no grupo da nasalização, em comparação com 40% no grupo da etmoidectomia funcional [24].

4.4 Circunstâncias especiais :

- **Polipose e desvio do septo:** Um desvio do septo poderia explicar o desenvolvimento assimétrico da PNS, mas para alguns não tem qualquer papel a desempenhar nas recorrências[25]. Outros acreditam que a sua correção melhora os sinais funcionais pós-operatórios e aumenta a eficácia da terapia local com corticosteróides[26]. [26]

- **Polipose em asmáticos:** Para a maioria dos autores, os resultados do tratamento cirúrgico da PNS não parecem ser afectados pela presença de asma. [27, 20, 28-30]

No seu estudo, Wynn et al [31] concluíram que havia um aumento de recorrências após a etmoidectomia em doentes asmáticos e naqueles com alergia documentada.

Para alguns, a associação da asma não influencia a resposta da PNS ao tratamento médico à base de corticosteróides, enquanto outros consideram que a simples hiper-responsividade brônquica sufi ciente para dar uma resposta fraca à terapia médica.

A influência do tratamento cirúrgico da PNS na asma também produziu resultados contraditórios, embora a maioria dos estudos conclua que a asma é melhor controlada. [20, 22, 27, 32, 33]

Tudo isto sugere que a asma não deve, de forma alguma, afetar a indicação terapêutica da polipose, quando existe uma indicação otorrinolaringológica. Por outro lado, a indicação para tratamento cirúrgico da PNS, por razões puramente pneumológicas, deve ser discutida caso a caso entre otorrinolaringologistas e pneumologistas.

- **Polipose em doentes intolerantes à aspirina:** Poucos e contraditórios estudos. Alguns autores não referem qualquer efeito adverso desta associação no tratamento cirúrgico [34, 35]. Outros, pelo contrário, referem piores resultados neste grupo de doentes. [36, 37]

Dahlen et al [38] referem os benefícios da combinação de corticosteróides inalados e anti-leucotrienos em doentes com a tríade de Fernand Widal.

Estudos [39] sugerem que a cirurgia é benéfica no tratamento da doença respiratória exacerbada pela aspirina. Existem provas de melhoria da gravidade e frequência dos sintomas nasossinusais e da asma, dos resultados de imagiologia e endoscopia e da qualidade de vida após a cirurgia.

- **Polipose em pacientes atópicos:** Lavigne et al [40] relatam que os resultados funcionais da cirurgia nasossinusal são piores em pacientes atópicos sintomáticos.

- **Polipose e fibrose quística:** Não há dados na literatura sobre a superioridade de um tratamento em relação a outro, exceto a combinação de antibioterapia, que é desejável em caso de superinfeção, que é frequente nesta condição. [1]

- **Polipose e discinesia ciliar primária: O** tratamento da **polipose** e **da discinesia ciliar primária** não difere do da fibrose quística, com higiene diária e antibioterapia repetida, mesmo após a cirurgia, que ainda está associada a recidiva. [1]

REFERÊNCIAS

[1] R. Jankowski, Du dysfonctionnement naso-sinusien chronique au dysfonctionnement ostio- meatal. Paris: Société Française d'Oto-rhino-laryngologie et de Chrurgie de la Face et du Cou, 2006.

[2] A. Coste, "THE TREATMENT OF NASOSINUS POLYPOSIS State of the art", Ann Otolaryngol Chir Cervicofac, vol. 114, p. 17, 1997.

[3] J.-M. Norès, C. Mutschler, D. Malinvaud, P. Halimi, e P. Bonfils, "Traitement médical de la polypose naso-sinusienne: Effet sur la densité minérale osseuse", Presse Médicale, vol. 34, no 14, p. 1001-1004, agosto de 2005, doi: 10.1016/S0755-4982(05)84099-0.

[4] Batteur B , Strunski V , Caprio D , Berthet V ,Goin M ., " Reccurence of nasal polyposis after ethmoidctomy by endonasal approach. Functional, Endoscopic, XRay Tomographic aspects and surgical implications", Ann otolaryngol Chir Cervicofac, vol. 3, no 111, p. 121-8, 1994.

[5] N. D. Bateman, C. Fahy, e T. J. Woolford, "Nasal polyps: still more questions than answers "J. Laryngol. Otol. vol. 117, no 1, p. 1-9, Jan. 2003, doi: 10.1258/002221503321046577.

[6] C. Besançon-Watelet, M. C. Béné, P. Montagne, G. C. Faure, e R. Jankowski, "Eosinophilia and cell activation mediators in nasal secretions", The Laryngoscope, vol. 112, no 1, p. 43-46, Jan. 2002, doi: 10.1097/00005537-200201000-00008.

[7] M. O. Scheithauer, I. Scheithauer, N. Klöcker e T. Verse. Verse, "[Comparison of two application forms for isotonic sodium-chloride solution in postoperative sinus-surgery wound care]", Laryngorhinootologie, vol. 85, no. 1, pp. 14-19, Jan. 2006, doi: 10.1055/s-2005-870256.

[8] S. Maune, V. Johannssen, H. Sahly, J. A. Werner, e H. Salhy, "Investigação prospetiva randomizada para avaliação das alterações pós-operatórias no clima microbiano da mucosa paranasal pelo uso de diferentes técnicas de dissolução durante os cuidados pós-operatórios", Rhinology, vol. 37, no. 3, pp. 113-116, Sept. 1999.

[9] Levenez JF, "Thermalisme et polypose nasosinusienne", p. 155-161, 2000.

[10] Levine HL, "Lasers in endonasal surgery", Otolaryngol. Clin. North Am. 3, no. 30,p. 451-455, 1997.

[11] J. Ilgner, O. Emmerling, S. Biesterfeld, e M. Westhofen, "[Experiência

clínica com cirurgia a laser de contacto de potência regulada para os seios paranasais e a base anterior do crânio]", Laryngorhinootologie, vol. 81, no. 5, pp. 346-350, maio de 2002, doi: 10.1055/s-2002-28345.

[12] H.-K. Wang, P.-C. Wang, Y.-H. Tsai, T.-C. Huang, e S.-Y. Hsu, "Procedimento de limpeza do seio maxilar com laser KTP assistido por endoscopia para polipose etmoidal recorrente", J. Clin. Laser Med. Surg, vol. 21, no. 2, pp. 93-98, Abr. 2003, doi: 10.1089/104454703765035510.

[13] Peynegre, Freche, Fontanel, polipose nasossinusal. Société Française d'Oto-rhino- laryngologie et de Chirurgie de la Face et du Cou, 2000.

[14] P. Assanasen e R. M. Naclerio, "Medical and surgical management of nasal polyps":, Curr. Opin. Otolaryngol. Head Neck Surg, vol. 9, no 1, pp. 27-36, Feb. 2001, doi: 10.1097/00020840-200102000-00007.

[15] P. Dessi e F. Facon, "Nasosinus polyposis in adults", Encycl Méd Chir Oto- rhino-laryngologie, p. 16, 2003.

[16] J. Guerrero, B. Molina, L. Echeverría, I. Arribas e T. Rivera, "Endoscopic Sinonasal Surgery: Study of 110 Patients With Nasal Polyposis and Chronic Rhinosinusitis", Ata Otorrinolaringol. Engl. ed, vol. 58, no 6, pp. 252-256, Jan 2007, doi: 10.1016/S2173-5735(07)70344-7.

[17] J. E. Southwood, T. A. Loehrl e D. M. Poetker, "Advances in Surgery: Procedimentos alargados para a doença do pólipo sinonasal", Adv. Otorhinolaryngol. vol. 79, pp. 148-157, 2016, doi: 10.1159/000445153.

[18] D. Stoll, T. Dumon, e O. De Monredon, "Traitement chirurgical de la polypose naso- sinusienne", Rev. Fr. Allergol. Immunol. Clin, vol. 38, no. 7, pp. 647-651, 1998, doi: 10.1016/S0335-7457(98)80130-5.

[19] N. Mygind, C. B. Pedersen, S. Prytz, e H. Sørensen, "Treatment of nasal polyps with intranasal beclomethasone dipropionate aerosol", Clin. Allergy, vol. 5, no 2, pp. 159-164, junho de 1975.

[20] R. Jankowski and C. Bodino, "Evolution of symptoms associated to nasal polyposis following oral steroid treatment and nasalization of the ethmoid--radical ethmoidectomy is functional surgery for NPS", Rhinology, vol. 41, no. 4, pp. 211-219, Dez. 2003.

[21] R. Jankowski e C. Bodino, "Olfaction in patients with nasal polyposis: effects of systemic steroids and radical ethmoidectomy with middle turbinate resection (nasalization)", Rhinology, vol. 41, no. 4, pp. 220-230, Dez. 2003.

[22] E. H. Blomqvist, L. Lundblad, A. Änggård, P.-O. Haraldsson, e P. Stjärne, "A randomized controlled study evaluating medical treatment versus surgical treatment in addition to medical treatment of nasal polyposis", J. Allergy Clin. Immunol, vol. 107, no. 2, pp. 224-228, Feb. 2001, doi: 10.1067/mai.2001.112124.

[23] R. Jankowski, D. Pigret, e F. Decroocq, "Comparação dos resultados funcionais após etmoidectomia e nasalização para polipose nasal difusa e grave", Ata Otolaryngol. (Stockh.), vol. 117, no. 4, pp. 601-608, julho de 1997, doi: 10.3109/00016489709113445.

[24] R. Jankowski, D. Pigret, F. Decroocq, A. Blum e P. Gillet, "Comparison of radical (nasalisation) and functional ethmoidectomy in patients with severe sinonasal polyposis. Um estudo retrospetivo", Rev. Laryngol. - Otol. - Rhinol, vol. 127, no. 3, pp. 131-140, 2006.

[25] G. Cortesina, L. Cardarelli, E. Riontino, L. Majore, R. Ragona, e M. Bussi, "[Estudo multicêntrico da polipose recorrente dos seios nasais: factores de prognóstico e possibilidade de profilaxia]", Ata Otorhinolaryngol. Ital. Organo Uff. Della Soc. Ital. Otorinolaringol. E Chir. Cerv.-facc, vol. 19, no. 6, pp. 315-324, Dez. 1999.

[26] Jankowski R., "Nasalisation surgical technique", J Fr d'ORL, vol. 3, no 44, p. 221-226, 1995.

[27] R. Jankowski, "Eosinophils in the pathophysiology of nasal polyposis", Ata Otolaryngol (Stockh.), vol. 116, no. 2, pp. 160-163, março de 1996.

[28] Stammberger H., "Examination and endoscopy of the nose, in Nasal Polyposis -an inflammatory disease and its treatments", Munksgaard : Copenhagen: N. Mygind e T. Lildhodt, 1997, p. 120-136.

[29] F. Aslan, E. Altun, S. Paksoy, e G. Turan, "Poderá a eosinofilia prever a gravidade clínica dos pólipos nasais?", Multidiscip. Respir. Med. vol. 12, p. 21, 2017, doi: 10.1186/s40248-017- 0102-7.

[30] R. Jankowski, F. Bouchoua, L. Coffinet e J. M. Vignaud, "Clinical factors influencing the eosinophil infiltration of nasal polyps", Rhinology, vol. 40, no. 4, pp. 173-178, Dez. 2002.

[31] N. Kanai, J. Denburg, M. Jordana e J. Dolovich, "Nasal polyp inflammation. Effect of topical nasal steroid", Am. J. Respir. Crit. Care Med, vol. 150, no. 4, pp. 1094-1100, Oct. 1994, doi:

10.1164/ajrccm.150.4.7921442.

[32] M. H. Stevens, "Steroid-dependent anosmia", The Laryngoscope, vol. 111, no. 2, pp. 200-203, Feb. 2001, doi: 10.1097/00005537-200102000-00002.

[33] S. J. Seyed Toutounchi, M. Yazdchi, R. Asgari e N. Seyed Toutounchi, "Comparação da função olfactiva antes e depois da cirurgia endoscópica dos seios nasais", Iran. J. Otorhinolaryngol. vol. 30, no. 96, pp. 33-40, Jan. 2018.

[34] X. Dufour, A. Bedier, J.-C. Ferrie, C. Gohler, e J.-M. Klossek, "Diffuse nasal polyposis and endonasal endoscopic surgery: long-term results, a 65-case study", The Laryngoscope, vol. 114, no 11, p. 1982-1987, Nov. 2004, doi: 10.1097/01.mlg.0000147933.14014.12.

[35] R. Garrel et al, "Endoscopic surgical treatment of sinonasal polyposis-medium term outcomes (mean follow-up of 5 years)", Rhinology, vol. 41, no. 2, pp. 91-96, junho de 2003.

[36] P. S. Batra et al, "Outcome analysis of endoscopic sinus surgery in patients with nasal polyps and asthma", The Laryngoscope, vol. 113, n.º 10, pp. 1703-1706, Out. 2003.

[37] D. W. Jang, B. T. Comer, V. A. Lachanas, and S. E. Kountakis, "Aspirin sensitivity does not compromise quality-of-life outcomes in patients with Samter's triad," The Laryngoscope, vol. 124, no. 1, pp. 34-37, Jan. 2014, doi: 10.1002/lary.24220.

[38] S.-E. Dahlén et al, "Improvement of aspirin-intolerant asthma by montelukast, a leukotriene antagonist: a randomized, double-blind, placebo-controlled trial", Am. J. Respir. Crit. Care Med, vol. 165, no 1, p. 9-14, Jan. 2002, doi: 10.1164/ajrccm.165.1.2010080.

[39] J. Adelman, C. McLean, K. Shaigany e J. H. Krouse, "The Role of Surgery in Management of Samter's Triad: A Systematic Review," Otolaryngol--Head Neck Surg. Off.
J. Am. Acad. Otolaryngol.-Head Neck Surg. vol. 155, no. 2, pp. 220-237, 2016, doi: 10.1177/0194599816640723.

[40] F. Lavigne, C. T. Nguyen, L. Cameron, Q. Hamid, e P. M. Renzi, "Prognosis and prediction of response to surgery in allergic patients with chronic sinusitis", J. Allergy Clin. Immunol. 105, no. 4, pp. 746-751, Abr. 2000, doi: 10.1067/may.2000.105218.

CONCLUSÃO

O tratamento da rinossinusite crónica com pólipos (RSCwNP) é um desafio médico devido à sua natureza multifatorial e à sua tendência para a recorrência. Esta doença, que tem um impacto considerável na qualidade de vida dos doentes, requer uma abordagem terapêutica abrangente e personalizada. O tratamento baseia-se essencialmente numa gestão médica optimizada que visa reduzir a inflamação crónica da mucosa sinusal. Os corticosteróides intranasais são a base do tratamento, com eficácia comprovada na redução do tamanho dos pólipos e na melhoria de sintomas como a congestão nasal e a perda de olfato. Em caso de crises graves, uma combinação de corticosteróides sistémicos pode proporcionar um alívio temporário, mas deve ser utilizada com precaução devido aos seus efeitos secundários, por vezes graves. No entanto, para os doentes cujos sintomas persistem apesar de um tratamento médico bem gerido, pode ser indicada a cirurgia endoscópica endonasal (ESS). Este procedimento remove os pólipos, restabelece a ventilação do seio e melhora o acesso aos tratamentos tópicos. Embora eficaz, esta cirurgia não é curativa e faz parte de uma abordagem de gestão a longo prazo. Além disso, os avanços nas bioterapias, como os anticorpos monoclonais (por exemplo, Dupilumab), revolucionaram o tratamento das formas graves e refractárias da doença. Estes tratamentos visam especificamente os mecanismos inflamatórios subjacentes, em particular os ligados ao perfil inflamatório do tipo 2, que é frequentemente predominante nesta doença. Finalmente, o tratamento da RSCcPN requer também a consideração das co-morbilidades associadas, como a asma ou a intolerância à aspirina, bem como a identificação e limitação dos factores agravantes, como as alergias ou a exposição a substâncias irritantes. Em suma, o tratamento da rinossinusite crónica com pólipos assenta numa combinação de abordagens médicas e cirúrgicas, apoiadas pelos avanços nas bioterapias. Uma estratégia de acompanhamento a longo prazo, centrada no doente e adaptada à gravidade da doença, continua a ser fundamental para otimizar os resultados e oferecer aos doentes uma melhor qualidade de vida.

ÍNDICE

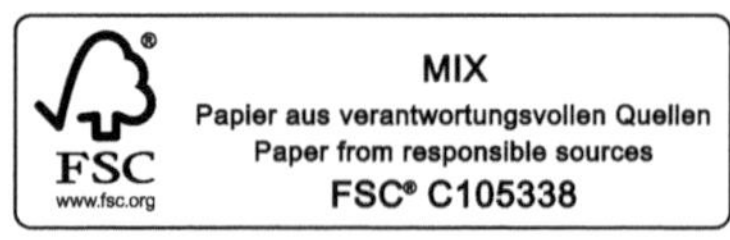

Printed by Books on Demand GmbH, Norderstedt / Germany